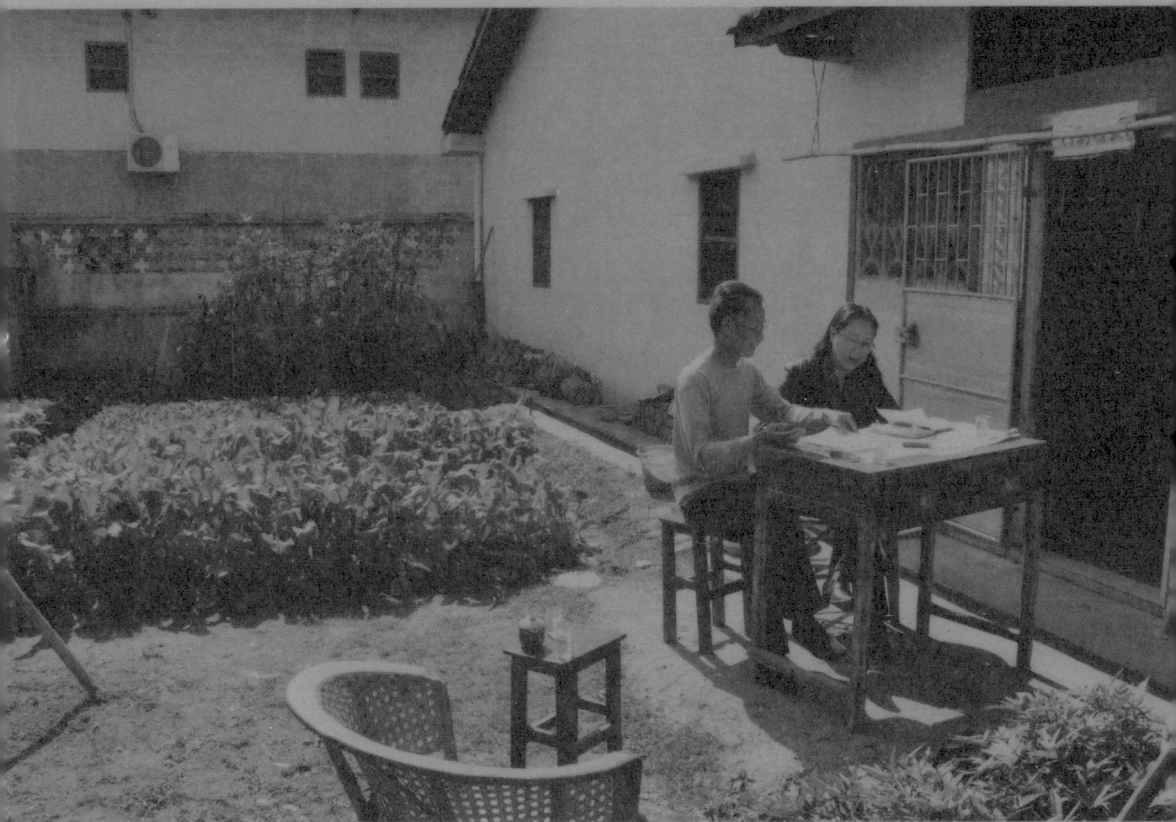

在岭南陈家小院，田原与陈胜征探讨疾病

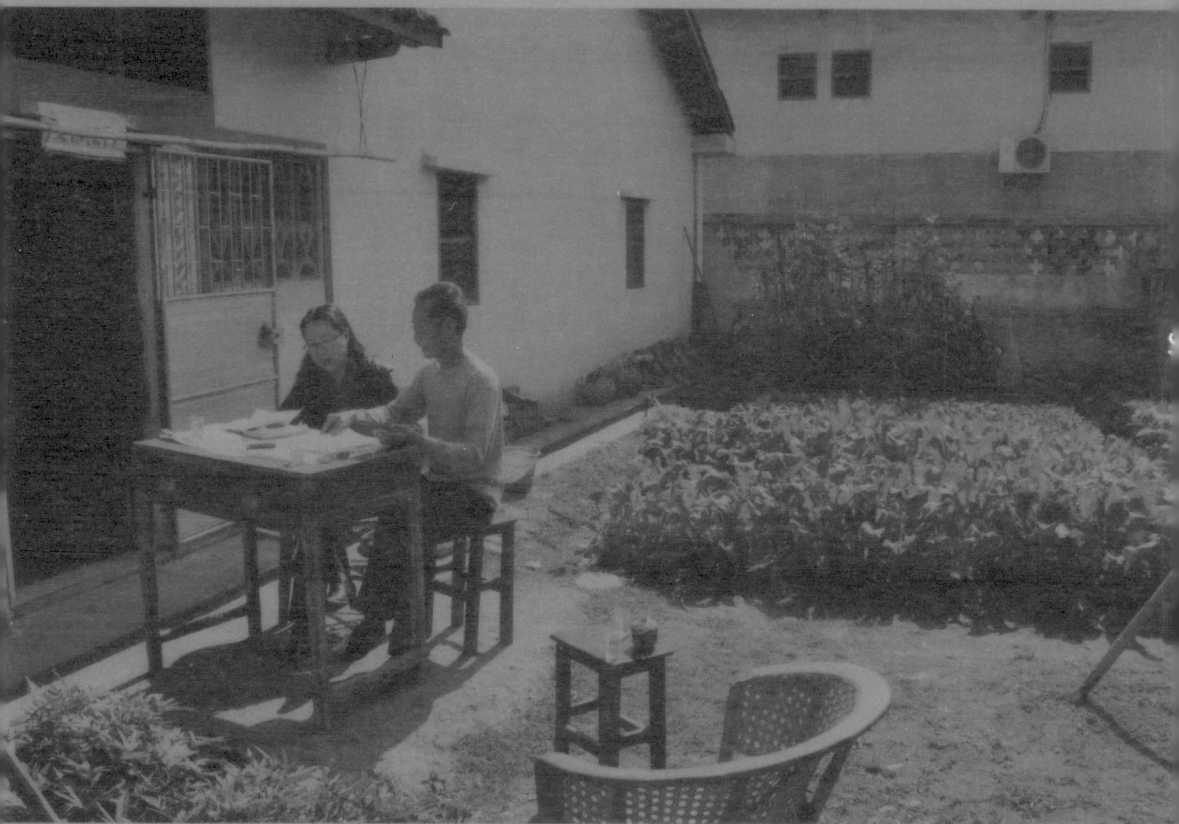

在协和南家小院，田原与陈淮社探讨医病。

脸上的真相

民间中医「解毒」现代身体

田原寻访中医系列　田原◎著

中国医药科技出版社

内容提要

中医有四诊：望、闻、问、切。排位第一的"望诊"在现代已日趋式微。作者田原寻访到广东兴宁的民间中医陈胜征，其历经40年再现古中医面诊法，观面即可知病、识毒；"多余便是毒"，脸上异常的颜色、温差、斑疣、血丝、痘疮等，是身体"浊毒"的蛛丝马迹，隐藏着重大疾病的信息！

本书全方位解读脸上的真相，抽丝剥茧解析"浊毒"的来龙去脉，分享养命智慧，并提出富含中华医易内涵的"人体生命方程式"，为人们重新认识自己的身体以及中西医学界对"望诊"的深入认识提供了全新的视角，具有极强的临床指导意义和实用价值。

图书在版编目（CIP）数据

脸上的真相：民间中医"解毒"现代身体 / 田原 著 . — 北京：中国医药科技出版社，2012.1

ISBN 978-7-5067-5268-8

Ⅰ . ①脸… Ⅱ . ①田… Ⅲ . ①养生（中医）—普及读物 Ⅳ . ① R212.49

中国版本图书馆 CIP 数据核字 (2011) 第 235119 号

出版　中国医药科技出版社

地址　北京市海淀区文慧园北路甲 22 号

邮编　100082

电话　发行：010-62227427　邮购：010-62236938

网址　www.cmstp.com

规格　710×1020mm $^1/_{16}$

印张　16.75

字数　225 千字

版次　2012 年 1 月第 1 版

印次　2024 年 6 月第 9 次印刷

印刷　三河市万龙印装有限公司

经销　全国各地新华书店

书号　ISBN 978-7-5067-5268-8

定价　35.00 元

出 版 说 明

　　广东兴宁中医师陈胜征，在近半个世纪的中医实践中，探索出了独具特色的临床诊疗方法和中医药理论，疗效显著，深得患者口碑。

　　2010 年至今，作者两次奔赴粤东兴宁，对陈胜征其人其事、理论方法、临床疗效以及重点案例，进行了较为全面的采访、考察、印证；对若干重症病人，进行了持续的跟踪了解；并邀请陈氏夫妇到北京做深度访谈，与有关专家进行研讨论证……作者为此做了近百小时的录音、笔记，收集大量资料以做系统研究，初步得出结论，即：陈胜征的疗效是可靠的，其源于古中医思想和长期实践所得出的理论是令人信服的，具有自身特色，堪称一家之言。

　　"陈氏理论"诚如其人，内容驳杂丰富，见解独到而未必完美。在此有必要说明，作为一名土生土长、未受中医"科班"训练、只靠自己辛勤探索并取得如此成绩者，确属难能可贵；同时，陈氏其人也不可避免地带有个人性情、地域以及时代局限性，个别言论过于主观，某些见解仍需进一步完善；其理论具有参照价值，但是否具有临床普适性等问题，尚待进一步探讨和商榷。

　　感谢作者，在为期一年多的写作过程中，通过艰辛的努力，去芜存菁，务实求真，付出大量心血之后，为业界写出了这样一部"别开生面"的作品。

　　本着"百花齐放、百家争鸣"的宗旨，我们决定出版此书。

　　对于广大中医从业者和爱好者，相信本书会提供出有价值的资讯。

　　欢迎读者批评。

写在前面的话

一

望、闻、问、切。

几乎每一个中国人对这四个字都不算陌生，很多人也知道这是中医判断疾病的主要手段。望，就是望诊，位于中医四诊之首。与此相关的一句话就是"望而知之谓之神"。

然时至今日，这种"神医"的眼神已无处找寻，只偶尔出现在"看相算命"的人那里。当代中医队伍中，还有多少人有望而知病的神眼？岁月更迭，"扁鹊的故事"是传说还是遗失？何处考证？中医这个最为招牌、玄之又玄的主角为何隐秘至今？

2010年10月，岭南民间中医陈胜征出现在我们的视野之中。看过他自己编印的几本临床经验书，其中"死保肺胃，清理胱肠"的理念吸引了我，我们决定赶赴广东兴宁，深入了解、挖掘。陈胜征，现年67岁，和北方人相比，身形显得瘦小，但是极为轻灵。乍一看，更像一个习武之人。眼神谨慎而精明，初次见面，他的目光有些回避，略带一丝羞赧。第二天，我们开始跟诊。从早晨到下午两时左右，求诊的患者络绎不绝……来人自觉地维护就诊秩序，默默地等待，没有大医院的嘈杂。陈胜征被十几、二十几人围着，你只能听到他不断地讲病，一口广东客家话抑扬顿挫，形同唱诵，十分有味道。诊室空间不大，他和诊桌被四周几条木质板凳团团围过来，通常都是坐满了人。诊桌是一张年代久远、已经破旧的学生课桌，他坐在后面的木头方凳上，腰身挺直，手眼灵光。用来记录患者情况的都是学生的笔记本，一本又一本……

第一次兴宁之行，我们用了十天时间，上午跟诊，下午访谈。三个月后，我和助理再赴兴宁陈胜征的诊所。继续随其出诊，观察病人，深入访谈……

二

望诊，究竟是什么模样？

我们大多数人，从自己所体验过的中医看病经历来讲，极少有印象说，医师会盯着你的脸，细细"望诊"。当代的中医诊疗，保留得更多的是问诊和切诊，"闻"也不太受重视了。有医家刻意来闻你的口气，或者便便的味道？几乎很少、很少。医学的进步，更多地托载于现代医学的化验单和各种超声、射线片子。

何谓"望诊"，已经没有多少人知道了，或者说，不少人把它和"看相"混为一谈，先入为主地当成迷信，给否了。

而"望诊"的学问，从中医说来，究竟是什么？

古人将望诊总结为八大板块：望神、望形态、望头面、望五官、望前后二阴、望皮肤、望经络、望大小便。每一板块，都可以单独成为一门学科，写出一本本厚实的大部头。

古人还根据《灵枢·五色》的描述，制作了一幅幅望诊全息图，包括手诊、耳诊、足诊、腹诊……通过这些微观的角度对身体进行"全息摄影"，进而窥一斑而知全豹，将身体的问题尽收眼底。

另外还有一些经典著作，如《望诊遵经》、《四诊心法要诀》等，将望诊分纲列目，一点点梳理望诊的每个细节……目的还在于强调"望诊"的重要性。

写到这里，我突然想到一个角度，古人在没有现代医学这些检测手段的境地，靠什么了解疾病？为什么中医里面重要的理论"望闻问切"以"望"起首？原因只有一个，望，能够迅速掌握病情，开展诊疗，不误病情。那一刻，医家的眼睛形同X光机，能够快速捕捉到疾病的信息。

其实生活中，我们或多或少都有自己的体会，或者叫灵感。对自己的身体，或者某件事情，有时会有莫名的感觉，你重视并且相信、培养这些感觉，她就会进一步指导你的生活，甚至指导身体健康。遗憾的是，随着现代科学技术的发展与普及，人们更相信"技术"，而丢弃了自身天然的智慧。矛盾的是：如果在你的身边出现一个善于"观面"之人，而且打着"易学"的旗号，你还会由衷地想听他说点什么。

陈胜征给我们还原了一扇"观脸"、"观舌"之门。他从相理学的视角切入，却没有停留在各种命理说辞上，而是透过相理学的框架和现象揪出本质：脏腑气象。在他的眼里，一张脸，不仅仅是一个人的外在容颜，更是一张GPS地图，一分一厘，严密对应着身体内的五脏六腑。根据脸上的蛛丝马迹，他可以轻易地顺藤摸瓜，找到体内病变所在。他先将脸和舌头"一分为三"或者更多。这"三"是基本，大体意义为"三生万物"：既是脸的上中下三个部分，又是人体的上中下三焦、人生的三个阶段……宇宙的天地人。

听起来很耳熟吧？没错，正是中医骨子里的理念：天人合一整体观。

关注中医、喜爱中医的朋友对中医的语言都不陌生：太极、阴阳、五行、天干地支、五运六气、六淫七情……通过中医接触到更多传统文化后，会意外地发现：研究堪舆术、相学和卜易等学问的人，所用的语言和中医是大同小异的。可以说，它们是同根同缘的文化，它们是古圣先贤用以包抄宇宙真理和生命真谛的中华文明，是多维视角的关照产物。

望诊，既为中医所用，也是相理学中的一枝主干。它们的根是相同的，中医讲"有诸内者必形诸外"，相理学中的"面相"也正是通过观察面部的纹线与气色来知人的吉凶。从情理上来说，我们很愿意相信万事万物之间有着密切的对应和关联，古人也尽可能详尽地告诉了我们后人，哪些现象和哪些疾病、命运一一对应，但仍有一大难题横亘于"科学性"和"合理性"面前：为什么是这样的对应关系？

陈胜征说，这正是脸上真相的秘密所在：干支基因。

西方人将人体DNA中的基因，认为是决定健康疾病、生老病死的终极原因。

但按照中华传统文化，决定人之命运（包括吉凶祸福与生老病死）的是"八字"，即出生时的"四柱"。在陈胜征看来，这正是人的"基因"：十天干，甲乙丙丁戊己庚辛壬癸，就相当于化学元素周期表的元素，是十大基本粒子；十二地支，子丑寅卯辰巳午未申酉戌亥，是由天干组合成的十二种"化合物"；人体又由十天干和十二地支通过复杂的变化化合而成，可以分为"四柱"四个维度的组合，即年柱、月柱、日柱、时柱。命运是什么呢？就是人体的生命节律，这种节律会通过你的身心状况表达出来。

所以，陈胜征把表达这种节律的方程式叫做"人体生命方程"，并细细研算出"脸部真相"和"身心状态"的对应关系，拓展、充实了古代望诊体系。

望神、望色、望舌，是陈胜征望诊的三大重点。可是，望完之后，他的一个小小细节引起了我们的注意：轻轻地用自己微屈的食指，蜻蜓点水般地触碰病人的额头、脸颊、下巴、鼻子，有时还碰碰眼睛的周围。他说，他的手指就是一个"温度计"，他这轻轻一碰，就知道身体里边脏腑气血是怎样的活动情况：强弱盛衰，正常与反常，都被尽收眼底。

回到我们的生活中，不难回忆，很多医院看到病人的脸上长了痘、斑、鱼卵样的点，或者长了疮，发了毒，就把他推到了皮肤科；患者也是，一想是皮肤出现了问题，就和医生通力合作，想尽一切办法让皮肤再次变得平整、白皙、有光泽……可是他们没想到，这些毒不光是皮肤的问题，体内对应的位置，一定也积攒了同样的浊毒，皮肤只是体内浊毒的一条发泄通道而已，把这条道堵上了，浊毒会伸向身体的其他地方：皮肤病治好了，咳嗽了，咳嗽治好了，长瘤了、生癌了，不孕不育了……

你是否想过，脸上长了多余的、不好看的东西，不仅仅是美观的问题，也不仅仅是皮肤的疾病，它还会改变你的性格，一些原本不该是你命中注定的疾病，正在悄悄地改变着你的健康和命运。

三

这本书里，有太多琐碎的问题，以致我在后期写作的时候无法整理成为以往完整的格局。也是我有意保留了这个面貌。我想，关于身体，关于生命现象，我们的许多困惑超出了教科书的条条框框，让教科书和那些大医家纠结的现象很多，且无从下手，因为无法可依。所以，我有太多的问题。

犹记得陈胜征家里的小小后院，花草和蔬菜静静地生长，蓝天悠悠，猫儿也懒懒地趴在脚下。不说话的时候，午后的小院很静，只听得见陈胜征在小黑板上沙沙的写字声，也许这是他几十年来最期待的时光，所以他正装，表情凝重。太阳暖暖地洒在我的身上，关于生命的话题却仿佛缠绕在我的心头，越解越宽松。这一次寻访，陈胜征传递出来的信息让我看到读解疾病与健康的更多可能。

在他那个几乎呈开放式的家庭诊室背后，后排的一间房子里，近十平方米的空间几乎摆满了他三十年来看病的诊治记录和所开方剂、照片。就是说，几十年来，他阅人几十万，面诊几十万，触诊几十万，思考了几十万人的身体现象和生命隐秘。

杨澜说：一问一世界。因此她走进了太多光彩照人的世界，那些绕满光环的人生骄子，哪怕一句话，一个动作都充满智慧与启迪。我觉得自己在追问常识，那些我和大家早就应该知道和掌握的身体、生命常识，只不过，这常识从没有人以这样的方式讲给我们。

这本书，你可以把它当成中医科普来读，也可以理解为中医文化书籍，也可以看作是生命的哲学启蒙，也许她还应该表达得更加完美，也许她还带着乡野的草莽……这本书的许多理论也许还比较发散，还有待现代科学的检验，但希望它能给你带来一个切入生活、生命，观察我们处所自然的新视角。

读完这本书，就等于系统地学习了民间中医陈胜征的古中医智慧。希望这本书能成为你的"镜子"和"尺子"，通过它，能够为你度量出一个关于生命健康的新天地，并感受到中医文化迷人的无限光辉。

2011 年 10 月 18 日

Contents 目录
·脸 上 的 真 相·

[第二章]

来自身体温度的新启示 / 095

[第六章]

高级理论——献给中医发烧友 / 227

[代后记]

我们究竟在害怕什么 / 238

附图 / 249

陈胜征主要观点

脸上部位的反常，对应内部的脏腑生化有了反常

脸上的疣、痣、疮、疔，对应身体内有了浊毒瘀聚

癌症并非命中注定，而且具有先兆性

额头、鼻子与口唇，不仅与体内脏腑对应，还透露人的性格

"扶正拔毒"的疫苗才是有益于健康的好疫苗

脸上局部发凉，对应体内脏腑生化能力低弱

伏湿蕴火与浊毒痰瘀，是杀死当代人的真凶

被动发热咳嗽，大法是清理、疏化、排解

……

第一章

你看、你看我们的脸

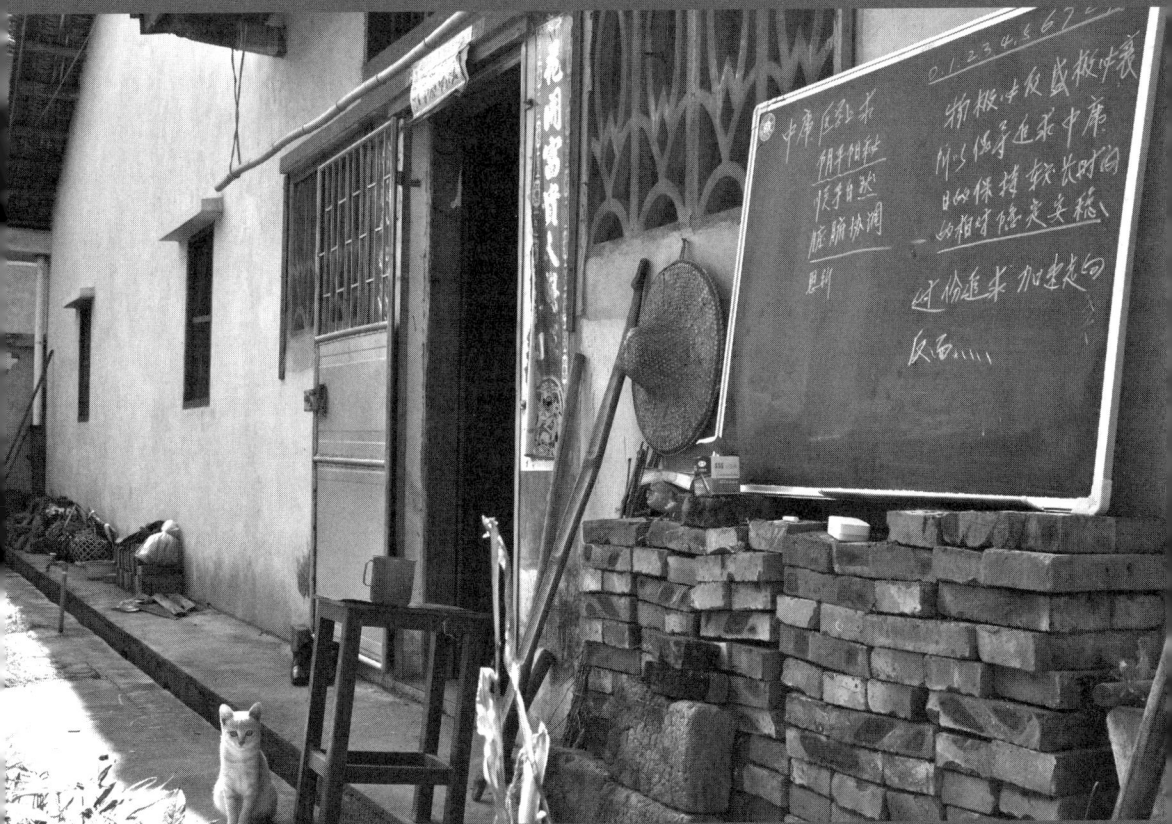

在跟随陈胜征出诊的过程中，我不断试着用他的中医面诊法，观察并询问前来就诊的病人：

这个病人的鼻子青黄，他的肝脾就在打架。一问，果然睡眠不佳。

这个病人的舌头下垂又上翘，陈胜征说这个状态主心烦多梦、睡眠不好。一问，他说正是为此焦躁和痛苦了很久。

这个病人眼睑上内角聚着淡黄色的小苔，我说他有胆囊疾患，他频频点头；摸摸病人两颊的温度，问他是不是腰间酸困、头晕，他说，别问了，都被您说中了……

我的寻访就是这样开始的，多数都选在了陈家的大厅。大厅是陈胜征看病的地方。民间大夫就是这样，诊所即是家，家即是诊所。一大早，十几、二十几人就把他家围得水泄不通，每天早上我跟着陈胜征出诊，顺便访谈一些病人。陈胜征现在每天出诊到下午一两点钟，来这儿看病的患者很自觉地按前后顺序等候，偶尔插进一两个加急的病号。下午两点之后，就不怎么接诊了，整理整理一天的病案，休息一下，偶尔有一二知己过来聊聊，更多时候就是看医书，这就是他一天的生活。他看医书坚持了几十年，很痴迷，每每看到精彩之处，便爱不释手，通宵达旦，第二天早餐后继续接诊。

热爱中医，不问世事，几十年如一日埋头看病，这是许多民间中医人感动我的原因，陈胜征也是如此。他说自己是中药的孩子，因为辛苦，一年三百六十五天，至少二百五十日都用中药调理自己，有时还练练呼吸打坐，他十分自豪地对我说："我是不累的哦，我可以三天三夜不累的哦。"

◎ 体验 · 望而知病现场

张某，女，53岁，兴宁岗背人，知识分子的模样，在大厅候诊。轮到她时，我跟着陈医生一同接诊……看陈医生给病人看病，如果您能听懂他的语言，那绝对是一次新奇体验，因为很少有医生这样"看病"。跟诊下来会学到很多新知，现在您就跟着我和他出诊，访谈，进入完全现场版。如果您相信，"以貌取人"是一件很有科技含量、很靠谱的事情，那么，陈医生就会从中医的角度教给我们很多这样的智慧。

陈胜征（下文简称陈）： 她的舌头不算大，平伸，质淡，中有裂痕。舌根的两侧厚浊，有疙瘩。

舌根的两侧对于女人来说很重要，因为它对应女人的子宫和卵巢。如果那里有了厚厚的浊腐，类似乳糜或豆渣样，那么一定是卵巢和乳房有了问题，说明那里有了积毒。如果不调整，时间长了，她的乳房一定会增生、长肿瘤。再加重一点，如果舌根的两侧长有类似蘑菇样的疣结，就是对应卵巢有了问题，甚至同时波及乳房，还示意宫腔内滞留有异常的分泌物。这是中医的内象外观。

但她的表现还不严重，说明积毒不深。她最明显的地方，您看她舌头中间和右侧的位置，有一点黄浊，这叫做肝胃不和，小腹一定有隐痛。

黄，是湿的颜色，说明她的体内有湿阻现象。舌头中间，对应的是人体的中焦，也就是脾胃的位置，舌头两侧对应脾和肝的位置，如果这两个地方有了黄浊，说明她的肝和脾胃在吵架，脾胃有些招架不住了，消化能力弱了，不能充分消化食物中的营养成分，于是体内的营养成分就会运化失常，导致湿阻现象。表现在舌头上，在肝和脾胃对应的地方，就显出了黄浊或乳酪样的颜色。

田原（下文简称田）：有些人常常感觉心窝部位不舒服，老有一股气冲着心窝。特别是很多女同志，只要一生气，就感觉像是心窝的地方胀痛了起来，会担心自己得了心脏病。

陈：实际上那个地方还不是心，是胃的上口，西医称"贲门"的位置，人生气时，肝气的升发就会受阻，就会感觉有股气堵在了胃上口的位置。肝胃不和的人都有这个特点，这个症状就会被西医说成是慢性胃肠炎。要警惕！

她还有肠滞，胃阴亏。您看她的舌头中间，偏干还有裂纹，这是胃阴亏的表现。

田：我注意观察了很多人，舌头都有这个裂痕，或深或浅。怎么理解这个胃阴亏？

陈：就是胃的黏膜比较薄弱并且呈干燥状。人体的胃里边有湿润状态的黏膜，它是保护胃的，能够分泌消化液。这个功能偏弱，就亏，胃里面就比较干。这个阴亏会导致什么呢？肚子会隐痛，肚子隐痛的时候，不要吃雷米替丁和西咪替丁那些止痛药，弄一点开水，最好是面汤、稀饭，吃下去，它就不痛了。

田：有些人胃疼的时候，喜欢用一些热的东西敷一敷，有时候行，有时候不管用。

陈：因为有些人的胃疼不是体内有寒气引起的，而是胃里的酸碱度紊乱了，您必须调节它的酸碱度。胃酸高的人什么样呢？如果看舌头的话，很简单，舌头伸出来像小汤勺一样，呈收紧状，舌头短缩，手指及关节会有些钩曲样，甚至口泛酸水。膀胱和大肠代谢不好的人，肠道酸碱失衡，很多人表现为肚脐和腹部胀痛，闷满不适，甚至想呕吐。

田：膀胱和大肠代谢不好的人，是因为吃错了东西？也就是偏食造成胃肠道酸碱失衡？

陈：对了，多数是吃错了东西。您看她的舌尖不仅收紧，还有剥脱之象，什么叫剥象？表面好像被剥去了一层皮，这就对应她的尿酸高，患有结肠炎或者曾经有肛裂史。这样的人会经常感觉肛门痒痛，有不舒适感。舌尖不仅对应人体内的心肺，也对应下焦的肛门。再严重一些的，肛周或者直肠部位有浊毒的人，她的眼袋部位会出现一粒一粒的点点隐藏在里面，到了那个时候，就说明这个人有肛周湿疹或内痔。患有结核性肠炎的人，脸上山根旁，或者鼻沟外侧往往表现有卵状及蜡色盘样的聚结。

田：这一张脸和舌头书写了我们身体多少秘密啊！身体的问题在这里几乎是一览无遗。您看病很有意思，不住地打量人家，像看一幅山水画，仔细端详啊。一张脸就会"毫不保留"地把身体真相抖落了七八成。

陈：我这是"以貌取人"呢。不仅身体上的毛病，甚至性格上的喜好与偏激，都是无处藏身的。我的判断八九不离十，哪里痛，哪里有肿瘤，总体上可以通过面诊知道。人家来我这儿看病，手里都拿着报告单，我先不看，通过我的诊查，告知病因病况、痛痒不适的问题所在，最后一定会对应上这个报告单。一定要判断准确，人家才信服你这个医生。

您再看她的齿龈，颜色很淡，而且，牙齿下边、牙床上边齿龈的位置，有渗血的现象。既说明她的血红蛋白浓度偏低，又反映她的脾气脆弱，刷牙容易出血，有腥味。像她这样常有齿龈出血的人，白带是偏白的，量一定多，月经一定淋沥不尽。加上她的头面有虚肿，原则上对应脾虚肠滞，而且有尿液浑浊，排不干净的现象。

脾虚，这个脾是包括胃的，脾胃，是人体化生气血的熔炉，脾胃虚，就会引起血弱，月经就淋沥，来经时间拖得很长；脾胃虚，吃进体内的营养就消化不完全，成了多余的营养，会从尿排出来，尿就会发浊，还很臭。您问她，一定是这样的。您看她齿龈上边还有白色乳状的点，说明她体内的浊毒也是这个样子，堵住了，有瘀浊，对应她的经血下行不畅，还有大便溏薄。大便呈淤泥样阻滞，不成形，还擦不干净。

田： 她的月经淋沥还比较轻，现在有很多女人，就是不知道什么原因，总也走不干净，有人甚至一两个月持续着，有人已经贫血了。中医里面有一个专属名词：崩漏。所以有些医院止血止不住了，干脆建议患者切除子宫。这样的问题，您怎样治疗呢？

陈： 此类月经淋沥不尽，千万不能手术清宫，或者打止血针和消炎针，打了，恶血和浊毒就会堵在里边。遭受一两次清堵就会造成子宫肥大，出现巧克力囊肿，还会长肌瘤。在这样的人群里还常常流行打氨基酸、白蛋白，一打，她的胃功能就会加强，脾肝功能多次受激、亢奋，可能会引起胃出血。胃的黏膜破了，还会引起胃的浅表性出血，这些治疗都需要重新审视。

月经淋沥不尽，治疗应该遵守 "补中有活，活中有止" 的原则。一定要重用补血的药，以当归30~50g，大黄10~12g，仙鹤草10~12g，黑蒲黄8~10g等药材组方。把脾的气血补足了，脾不虚了，经血自然就不淋沥了。您别看她53岁了，但还有月经。一般这样的人，很少看西医的，到这个年纪，受到药物的副伤害就不大。所以，身体其实还算是比较好的，我们兴宁这边50多岁了还有月经的女人比较多。

用补血的药，当归一定要重用，而且必须用归身（即当归头）或全当归，以我的经验，瘦人阴虚用归身，胖人湿阻可用全当归。您去药店买当归，一定要知道全当归，有头有尾的，缺了归头或归尾，效果都够呛。归身，20~30g就差不多了，有的人可以用50g的。再用一点黑蒲黄，少量的仙鹤草，仙鹤草可以止血。不用补血的药，光用止血的药，就错误。补中有活，活中有止很重要。这样治疗崩淋就不会留后遗症，一定是这样的，才能无愧于患者。

田： 她说她来月经的时候还会头晕……

陈： 这个晕，您就得综合去分析。她说她有高血压，是高血压引起的头晕。假的！她头晕的原因有两个：

第一，她是脾虚肠滞，脾虚，月经的出血量就多，她心里恐惧血出太多，所以头晕，心里紧张啊。

第二，每到下午的时候，她的膀胱气化过旺，所以舒张压是偏高的。她吃了很长时间的降压药，老是降不了，弄错了。现在很多医生就知道治标，一看高血压，只知道去降压。您看她下睑胞肿胀下坠，下睑胞严格对应脾、肾、膀胱和大肠，如果它肿胀下坠了，说明这些地方有伏湿浊毒了。一到下午，膀胱气化过旺，血压就会升高，这是假性高血压。

田：假性高血压的患者如果一味地吃降压药，就会一错再错。

陈：就是嘛。您可以看看他们的腿，有很多人都不同程度地出现了下肢静脉曲张。腿上的血脉像蚯蚓一样，弯弯曲曲的。说明硬把血压降了下来，下肢静脉的血液回不到心脏，就开始水肿。血液停在外周，静脉的压力继续增大，就发生了曲张，疙疙瘩瘩的，看起来有些吓人。

疾病有时是很会伪装的，像她这种假性高血压，正确的治疗应该在补脾的同时，用点川黄连、黄芪，效果就很好。

有些东西她是不能乱吃的，像木瓜、南瓜、提子、芒果和柿子这些生冷多汁的食物，一定要少吃，吃多了，脾胃消化不了，变成了黏浊的湿，尿就更加不畅了……什么都要考虑的，都是点点滴滴的疾病迹象，难逃我的法眼。

1. "以貌取人"是中医的大智慧

| 田原笔记 |

一户人家盼来了孩子，新生的喜悦在屋檐下回荡。

　　大家逗着孩子玩，笑语点评孩子的模样：小脸五官标致，眉目清秀或是威武，眼睛笑起来真喜气，小鼻梁高挺……

　　我们经常感叹天地造化，让人类有如此生动美丽的五官和面容，她们的一动一静，让人爱意萌动。我们从脸上读出一个人的喜悦或哀伤，兴奋或低落。渐渐地，我们得出共同的认识：脸上的表情，是内心的写照。

　　而其实，情感的显露还只是脸的冰山一角。一张五官突出的脸，一张平淡的脸，一张光洁的脸，一张粗糙的脸……它们确实是不同的，但那又说明什么呢？遇到好看的人，我们的眼睛会感到愉快，不觉地多看两眼。这是一种天性，大自然为何赋予了我们这份本能呢？

　　现代社会，漂亮是女人的特权，尤其一张好看的脸，更是倾国倾城。岁月如梭，女人们在脸上一如既往地做功课。浓妆淡抹总相宜，虽然擦拭不去岁月的痕迹，却也真假难辨，让医生雾里看花，水中望月。而男人更加关注身材和能量，并不注重脸部是否"靓丽"，因为略显沧桑的脸才是最男人的脸，哪怕有些坑洼不平。

　　陈胜征的眼睛又毒又辣，精光四射，不管您是化了装，还是出现在照片上的脸，他都能透过迷雾看到真相。在他面前，女人们会有些羞报，既希望被他找到问题，更害怕被他看个底掉。

　　的确，脸不仅仅是漂亮和面子的问题，它还隐藏着人之身心的重大秘密。我们常说一个人好看、不好看，有时候说的是大体上的感觉，有时候说的是一个部位，或者五官。人们初次相见时，会相互对视，实际上是在读取"脸"传递出来的信息，不只心思，还有"身意"。

　　田：您看病，总是先从病人脸上读取"相（象）"的信息，巴掌大的一方脸，信息量真的很庞大吗？

陈：从传统文化来说，生活中大家喜欢以五官的大小、形状和颜色来判断一个人有没有福气，有没有长寿的可能，很多人以为是迷信，其实不然。这的确是中医的"望而知之谓之神"。

比如说耳朵，"耳大有轮多主贵，耳大无轮多受贫"；再比如说鼻子，"看鼻看福气"，"鼻梁生得塌，一生要苦扒"。有没有道理呢？是不是迷信呢？

要我说，这里边有中国传统文化的大智慧。

田：说到传统文化，我们的脸为什么叫"五官"啊？和传统文化的五行有什么关系呢？

陈：五位大官嘛。给谁当的官呢？五脏啊！一张脸就像一个拼合的屏幕，中央放映室在身体里，那是五脏，也叫"五藏（zàng）"，也就是内藏（cáng）的五个机要之地。中央放映室的动态，在脸部这个小屏幕上实况直播。五官怎么对应的五藏？肝主目、心主舌、脾主口、肺主鼻、肾主耳。所以我们首先要了解五官的气象，才可以了解五藏的机密。

中医的四个诊法，望、闻、问、切，都有着同一个基本原理：司内揣外，司外揣内。这是《黄帝内经》里的话。原话是"远者司外揣内，近者司内揣外，是谓阴阳之极，天地之盖"。元代的朱丹溪总结了一句话：有诸内者必形诸外。内与外，是一一呼应的。所以啊，"观貌"可以知病，甚至知其人心。

田：也就是说，脸部是人体的一个全息图。比起脚掌、手掌和耳朵这些全息图来说更为真切。我们来试一试您的"以貌取人"，学习一下。如何看一个人呢？

陈：看一个人，先看大局。脸的大局，首先一个是神，这个"神"怎么看？看光彩。一个是眼睛的光彩，眼睛要有光彩，这个很重要。眼睛要黑白分明，水水润润的感觉，有光泽，黑与白的边界要清晰。

再一个是上、中、下三停的光彩（详见书后附图）。三停，是我国古代易学里的一个术语，就是把脸从上到下划分为三个地带。上、中、下三停的光彩要平衡。这里有光，那里没有光，就不好；多疙瘩，不平整，也不好。

看了大局以后，就要看一条中轴线：头面印堂、眉眼、鼻头、人中及口唇这条竖线，这在人体最为重要。

眉毛长得宽，位置比较高的人，肝肾壮旺。

鼻子长得饱满丰隆，就是脾肺健强。

如果鼻根塌陷，说明此人肠道气弱，多见慢性肠炎；这个部位如果有青筋盘聚，主惊风，主瘀毒，误治伤肝就要抽搐的。

人中对应小肠及其所系体内的诸多管道，这一条水沟又深又长的，表明气血生化良好。

嘴唇要润，唇口的位置如果出现了乱纹，脾肠这个消化系统一定出了问题。健康的唇纹应该是什么样子的呢？应该是细密清晰的纵纹，它对应脾肠功能健旺，并且善于弛张；口唇有了横断式或斜乱纹，说明脾肠之气受挫，常有消化不良等症状。

最后才看五官的周围，如腮和脸颊，这里出现了疹毒，说明人体的阴部一定出了问题。对应去看他的大腿内侧胯部以及臀部，会有瘀毒或阴疮。

2. 你我脸上分布的"上、中、下"

| 田原笔记 |

三，在中国传统文化里是个特别的数字。

"道生一，一生二，二生三，三生万物"；

天地造人，人活在天地之间，形成了三者的和谐；

　　人体也分成了上中下三个部分，头在上，胸腹在中，腿脚在下；

　　可您是否知道，人的脸也被古老的中医详实地分成了三个部分，称为"三停"。

　　什么是"停"？左边一个"亻"旁，与人有关；右边一个"亭"字，亭是什么？《说文》解为"民所安定也"，是停、留的处所。在康熙字典里，"停"的意思，就四个字：行中止也。什么意思？人走路，走到一半，累了，停下来歇一歇，这就是行中止。秦汉时期的史籍里边有"十里一亭，十亭一乡"，这里的"亭"是一个基层行政单位，在"乡"之下，但我们也可以结合"停、留的处所"发挥一下理解：十里一长亭，五里一短亭，走了几里地，大概走累了吧，于是每隔五里、十里就建一个亭，供人们休息。这每一停都恰到好处，是人们一个阶段性的调整，累了到此休息，养精蓄锐，才能更好地重整旗鼓。这便是"亭"和"停"的含义。

　　引申一下，这个"停"，不仅是休整之意，还应该是一处"风景"之地，供您平心静气，修心养性，赏心悦目一番。

　　田：这个"三停"，在中华易文化里的确有其特殊意义。可以据此测断人的健康与命运。如此说来，一张好看的脸，都有一个基本条件：起伏有致，平整光滑，色泽匀称。

　　陈：当然了。皮表对应肺野，肌肤对应脾肠，凡是脸上有内陷外翻的瑕疵都不好，呈外翻处，对应的内在部位有痰脂毒聚；呈内陷处，对应的内在部位有毒滞阴聚。

　　我们可以沿着脸上正中的这条线摸一摸。从额头开始，额头一般来说有一个外凸的弧度，先上一个小坡，再下坡，就好像爬山一样，到了鼻根的位置，有一个自然的凹陷，这里就是一停，也就是我们上停的位置，从额头到鼻根。

继续往下，从鼻根，到鼻尖，一路上坡，又到了人中的位置，这里又形成了一个自然的凹陷。鼻根到人中，这就是中停的位置，主要是鼻子。

人中往下，一直到下巴，也就是下停的区域。

这三走三停，在传统上来说，就是人生的三段路：少年、中年、晚年。每一个人生阶段，可能会走什么样的路，是有趋势的，这是古代易文化。其实我要说的是，这三停也是重要的中医全息理论，因为它们明明白白地对应着我们的全身上下内外，毫不含糊。

3. 好山好水一张脸

| 田原笔记 |

中医在古代属于经、史、子、集中的 "子学" 范畴。而和中医关系密切并相互联系的学科被统称为五术。所谓五术，就是 "山、医、命、相、卜" 这五门学问，它是人类为了追求幸福人生构建的一种趋吉避凶的方术。我们可以大体了解一下五术的意义与运用，以此了解人生目的及生命意义。比如所谓占卜，是以《易经》为理论依据，结合天、人、地三界之相互制约而推断吉凶的方法。"医易同源" 一词，即是中医与五术关系的演变。古今大医，皆通周易，全晓风水，俱会祝由。五术之内容，一通百通也。

古代易学里所说的 "五官"，还不完全等同于我们现在说的五官，那是眉毛、眼睛、鼻子、嘴唇和耳朵。

田：学习了。别看小小一张脸面，有如一幅微缩景观。玲珑起伏，风生水起。古人把它们比作天地间的山水，如何认识这些"山水"呢？

陈：凸处即为山。脸上一共有五座大山：额、鼻、下巴、左颧、右颧。（详见书后附图）

刚才我们手爬过的是其中的三座。上停，也就是脑门的位置，是南岳衡山；中停，也就是鼻子的位置，是中岳嵩山；往下，下停的位置，形成了北岳恒山。

还有两座，左颧为东岳泰山，右颧为西岳华山。

这东西南北中五座大山，它们的方位可不是乱排的，一个方位对应一种特殊属性，有着很深的含义，和五脏的气机运动相对应。这五座大山是中医面诊中的重要位置，需要您仔细观察。

田：好山俊朗，好水清秀，高山配流水，才成好风光。凸处为山，那么，对应的凹处为水了。

陈：人脸上还有四条江河。我们脸上有四渎：耳、口、鼻、眼，形成了人脸部的七个凹陷，也是中医面诊中重点观察的位置。

古人说：耳朵是长江，嘴巴为黄河，眼睛曰淮河，鼻子乃济水。以四大河流作比，是因为它们有着一种发源和走向上的共通性。那么，"水"在哪儿呢？水就是身体内五脏六腑产生的"津液"，会逆流而上，滋润着这些孔窍。如果这些孔窍失去了清水的滋润，就会干涸，出现耳鸣、眼干的症状，有的会泥泞不堪，鼻子堵住了，鼻炎了，唾液黏稠了，有口气了……

田：山就要有山的巍峨，水也该有水的流润。

陈：对。三停的界限一定要明显，如果该凸起的地方凹了下去，该凹的地方凸了出来，外翻了，都是不好的，预示着身体深处有了异常变动。

鼻梁这个中轴线在正常情况下是不会起纹的，打个比方，山根的部位有一条青筋向外突出，说明什么？山根对应的是小肠、脾、肺，山根青筋卧，脐与小肠有浊毒，如果是小儿则对应慢惊风，这样的人，脐腹的位置必然常常隐痛。

再比如说，上嘴唇如果长了鱼卵样、似脓状的白点，说明什么？上唇对应肺胃、大肠、肛门，上边长了卵脂状的点点，他体内的肠和肛门一定也积聚了类似的脂状浊毒；如果下嘴唇布满了细细的碎纹，呈现一种青黑色，更说明下焦内有了瘀毒。因为下唇对应的是脾肠、膀胱和生殖系统。同时可以参考看看他的舌头，是干还是湿，舌根有没有浊腐或滤泡？再看看下睑胞的卧蚕有没有瘀疣，就可以推断女人的子宫、卵巢，男人的前列腺、睾丸等的病因病况。女人的带下趋势、男人的精液是否稠滞，也能反映出子宫或前列腺部位是否有浊毒聚结。

田：中医与中华易文化相通得十分完美。中医讲脾系统主运化及散津（精），这看起来好像只是身体的事，其实和这个人的"脾气好坏"有很大关系，他的为人处世是随和还是有些怪癖，细细品味身和心，挺有意思的。正是：有病的人不漂亮，健康了没有丑人。

陈：对。而当您把身体里边的各种浊毒去掉了，再看人的这条中线就漂亮多了，性情也会好很多，处事各方面也会顺起来，一定是这样的。小孩子任性，您把他的嘴唇调好，不要那种红赤晦的，不要淡肿的，不要上边布了些小点的嘴唇，唇内也不宜藏聚痰脂样的浊毒，他就表现出听话的样子，很会念书了。怎么调呢？利用能够清理脾肠、排解毒素及浊饮的方药，还可以把小嘴巴经常嘬成鸡肛门样。嘴唇调得平顺、好看以后，您就会发现，孩子的厌食、偏食、任性或娇哭逐步消失了。

我们以前的老人们看到小孩子，会着意看他的嘴唇，如果他的嘴唇不好，就说这个小孩子脾气不好，不听教，其实就是因为这个嘴唇对应他的脾脏和大肠，脾肠功能紊乱了，运化吸收不良，肠滞使得他容易感到饥饿，但又吃不多，常常因为腹中不适而心猿意马，所以会任性。嘴唇美观红润了，对应着身体内运化吸收良好，有气血滋润，他的心情很好，什么都好，吃饭也很好，很听话，就会认真读书。

田： 有很多二十几岁的花季女孩，体型很好看，就是嘴唇总是苍白的……

陈： 这个情况多数人是因为嗜食生冷、甜腻，使脾气受损，导致下焦湿阻、运化失正、气滞血瘀，因此，她的带下也一定很多。如果嘴唇上边布满细纹，碎碎的纹理，也不好，碎纹表明她体内的气机升降不正常，紊乱了。

所以，脸和整个身体对应着，身体又影响性情，这就叫做全息，就全息在我们的脸上。大家说中华文化博大精深，其实一个优秀的民族文化一定也是朴素的，处处闪烁在民众的生活经验中，平常却不平凡。

— 认识上停 —

4. 眉毛是肝肾的守门员

| 田原笔记 |

"登科一双眼，及第两道眉"。有些老话，一代又一代人身验着，像大浪淘沙一样，淘出的多是珍宝。比如对于"眉目"的精到把握，以"眉目"比喻大小人事的纲要。

对于眉目的机密，也许女人比男人更有心得。一般而言，女人比男人更为注重妆容，一张脸精不精神，有没有光彩，会化妆的人知道：

关键在眉目。眉目清灵，整个人就有了神采。所以女子自古爱画眉，眉型的花样也层出不穷。

经常打理自己的眉毛，您有时会发现眉毛变了，细了、少了、断了、浓密了……只是多数人不经意，或者不知其所以然。在陈胜征的望诊系统里面，我们来学习一下如何看待眉毛的形态和变化，她们和身体的健康关系又如何呢？

田： 有一句话好像大家都知道，毛发为血之余，就是说毛发离不开气血的濡养，哪里本该长毛发，忽然不长了，长得慢了，或者白了，是否就说明这儿的气血出了问题？

陈： 从中医的观点看，这个眉毛是一个很重要的部位，是肾和肝的气血生成的，只要是身上长毛发的地方，都离不开这个总纲，离开了这个认识就是错误的。

气为血之帅，人体的血都由气来推动，气来鼓舞。眉毛是肾的外象，所以看一个人的眉毛，既能看出他体内肝肾的气血状况，又能看出肝肾的生化情况。到了凸显疾病的时候，这个眉毛一定会说话。癌症患者，接受放化疗之后，头发、眉毛快速脱落，就印证着气血生化功能遭受了摧残的客观状况。麻风及梅毒患者的眉毛脱落，也都在证明眉毛是密切对应于肝肾及气血的。

田： 那么平时我们怎么读懂眉毛说的话呢？

陈： 眉毛生于上睑胞，上睑胞对应人体内的肺、脾、胃。气机良好，脾胃健强者，眉毛的长势及其形态令人心感可爱。如果将上睑胞比作山丘或原野，眉毛则有如森林或庄稼。若土壤贫瘠、山势薄弱，则不可能长出好的森林、庄稼。所以，看眉毛还须结合认识上睑胞的蓄势。

眉毛皱缩者，气机多湿郁；眉毛散乱者，思维难于集中。

眉毛是一个人肝肾情况的忠实表达者，这是中医的知识。有一些女人，她是否应该坚持清淡的饮食，在看嘴唇之外，还要看眉毛。眉毛稀少的人，清淡饮食一定对她有好处。要不然，她的身体反而更糟糕。因为眉毛偏于稀少者，普遍较为随和，且与世无争，气血运行缓和，因气缓致运化能力转弱，因此她的身体不喜欢大鱼大肉。如果非要吃这些，身体就容易饱气，导致消化不良，长期下去就会让身体走向疾病。

5. 眼睛是身体的日月

| 田原笔记 |

看过一部纪录片，有着"二十世纪最伟大的纪录片"之称的《Baraka》，引入时译名《天地玄黄》。Baraka 是一个古代伊斯兰苏非派单词，含义是"祝福"。"天地玄黄"是我国南朝《千字文》的打头一句：天地玄黄，宇宙洪荒，日月盈昃，辰宿列张……

镜头凝视着山川、风物、人事，流露出自然的意志，宇宙的来源和精神的来源。

其中有一段画面，土著人轻握木梳，蘸上植物的汁液，在同伴和自己的身上描画复杂纹路，双目黑白分明，目光专注、坚实，没有追寻与瑟缩。

镜头转向城镇，人们的目光在张望、思索、闪烁，大城市中，路途上的人们茫然而焦灼，黑瞳子有些暗淡，目白也变得浑浊。

回想着身边的友人，是恰巧吗？清亮的眼睛，往往属于那些心境单纯、坦诚的人，每每相见，如沐春风，如浴清泉。"眉清目秀"之美叹由心底而出。一双黑白分明的眼睛，水清如洗，天真、灵动。

田：千古颂美人者，最难忘的就是"巧笑倩兮，美目盼兮"这两句。眼眸一点，一个活脱脱的人儿就跃然纸上。精气神、心思、情怀……眼波流转间，齐活儿了。

眉目，说完眉，咱们说目。有人说眼睛才是一个人全身活力、动态的焦点，不着一词说尽了话儿，熠熠生辉。

陈：眼睛就是目珠啊，被古人比喻为"人体的日月"。因为健康人的眼睛会放射出如日月一般迷人的光彩，又因为它是生命现象的使者——它集纳着体内五脏六腑之精与气，"目者心之使也，心者神之所舍也"。

中华易学说"眼有一分神，人有一分衣禄；眼有十分神，人有十分衣禄"。眼睛可以看出一个人的智慧量，这与西方人所说的"眼睛是灵魂（心灵）之窗"有着不约而同的见解。

《黄帝内经》讲：五脏六腑之精气，皆上注于目而为之精。而中医眼科则衍生出一个"五轮"学说，把眼睛的区域分为五个部分，为什么？这样更精确地和五脏对应上了。

首先是瞳孔，也就是我们黑眼珠中间的那个孔隙，这是骨中的精华化成的，对应肾。

瞳孔外边，由筋的精华包裹着，形成了我们的黑眼珠子，对应肝。

黑眼珠周围，也就是眼白的部位，是什么形成的呢？肺呼吸来的"天气"，里边的精微物质，变成了我们眼白的部分。

血的精华，则构成了眼睛背后的网络，为眼睛提供着营养，对应心。

眼睛的外边，肌肉的精华变成了上下眼胞，保护着我们的眼睛，使它少受伤害，对应脾。

目珠得到精血的濡养，脾肺的护佑，维持了视觉，传神于心脑，这就是为何它能反映思维、代表人之三宝"精气神"的道理所在。

| 田原笔记 |

　　近日翻看一本历代女子的著作集。

　　一个又一个女子，素手写下各有风情的诗词，或闺秀，或洒脱，或缠绵，或悠远，更有如邻家姑娘，常日鲜活嬉笑怒骂。

　　嬉、笑、怒、骂，见字如面。

　　细细端看每个字，噢，都似藏着一双眼睛，仿佛透过了历史的时空，看着今天的我们。

　　眼睛，生命至精。"精"字，一个"米"字加一个"青"字……

　　"精"到底是什么？

　　田：无独有偶，我们看这个"氣"字，是一个"气"字底下放一个"米"字。"精"和"氣"都有"米"，这个"米"字不容忽视。有什么含义呢？

　　陈：我们先说"氣"，"氣"是天地间的粒子形成的一种运动，这种粒子，就是"米"字周围的四个点，它们的运动，有升有降有入有出，向着"十"而来，或者说，被这个"十"所吸引，周而复始地变化发展着。

　　中华医学博大精深，其中之精华幻化无穷。上有天之精，下有地之精。还有呼吸之精，食饮之精；水谷之精，脏腑之精，血脉之精，经络之精；生长之精，生殖之精，思维之精，活动之精；先天之精及后天之精等多种多样的分类与命名。

　　打个比方，"精"呢？它就是"氣"中的那个米，米中的那个"十"字所固定下来的粒子。这个"十"，能够将粒子固定下来，并把多余的粒子返还到宇宙空间之中。

　　这种精，就像米一样，一旦条件成熟，被人们撒到了地里，春天会发芽，秋天会结果，能够不断地周而复始，形成更多的精。

人体里边也有精，有的从父母亲那里得来，藏在我们的肾中；有的从食物中得来，变成了我们身体的气血；还有一些我们自己产生的精，像精子和卵子，它们将我们身体的粒子密码一代代传下去，周而复始，不断向前发展进化，达到一个更高的水平。

这种精有一个特点——"青"。就像春天的青草，在阳光下透着清澈的光彩，神圣而庄严，不容污秽之物侵犯。一旦污秽侵犯，它们往往选择自我毁灭，男的不育，女的不孕……

田：透着清澈的光彩……说得真好！像小孩子的眼睛，黑白分明，晶莹剔透。

陈：原因就在于小孩正处于生命的春天，人生的早晨，无须承受生活的重压，还没有受到社会人际复杂关系的污染与困扰。

田：我们常说"精神"，"阴阳不测谓之神"，这是周易里对"神"的诠释，听着似乎有些玄妙不好理解。什么是"神"？

陈：我们可以这样理解，阳，就是我们前边所说的粒子的运动，形成的这种气的感觉，由于它在运动变化之中，具有一种"阳"的属性；阴呢，就是性质类似的粒子聚集到了一起，形成的一种有序的有形物质，它比较稳定，所以称为阴。

那"神"呢？通俗地说，就是宇宙自然对人与物的造化，是我们人的能动作用，生化生殖的状况。它让您能够认识到物质聚与散的规律，它让您想吃东西，还吃得有理，它能够引导着您将树木改造成一把舒适的椅子，甚至是海边的一座小木屋，当然，有时候它也会形成一种破坏力，把原子弹扔了下去，或让大气形成了臭氧空洞……

这种神，可以从眼睛里看出来，因为眼睛是心神聚居的地方，是心灵的窗户。有神的眼睛，说明这个人很有主见，眼神坚定；如果一个人心无定数，他的眼神也会变得犹豫、晦暗。

田：为什么有些人总是犹犹豫豫、六神无主的样子？还有现代医学认为的抑郁症。

陈：多半是身体里的气和精产生了混浊，干扰了神。神不清，气就不爽，脸上、眼睛会出现各种发晦而昏暗的颜色。

田：眼睛传递出一个人的真实心思，但眼睛的美丽，除了黑瞳的神采，更有赖于周围的目白，那是映衬红花的绿叶。

陈：这个目白呢，又叫白睛、气轮或眼白，它是身体健康的一面镜子，因为它清清白白，很"诚实"，一览无遗，比皮肤、脉象都要清楚直观。

整个眼白，是肺吸入的"气"聚集成"精"，而且，获得了体内的"地下水"滋润，然后才上传到眼部糅合成的。

为什么心清眼也清？就因为心里没有那么多疙瘩，"精气"、"津液"啊，能畅畅快快地上下周流。

在中医里，事物的划分讲究"类"，取象比类。每一类事物，组成它的粒子的运动具有共通性。比方说脾胃这个系统，它就像大地，一粒种子种下去，脱下厚厚的外壳，就会生长出一抹新芽……一切事物在土里产生着变化。而我们的脾胃，就是使得我们体内的食物转化为可用的精气神和不可用的糟粕的土地。在我们身体的这个"土"系统之中，又分为阴阳对立的腐熟与运化、降浊与升清两大部分，那就是我们的胃和脾。胃的职能是将食物腐熟，然后传送给脾；脾能够把从呼吸与食物中吸收的、可利用的营养，经过小肠及其系膜输送至身体的各个部位，濡养和滋生新的组织。

而我们的"金"系统，组成它的粒子，在体内也分成了阴阳对立的两部分：肺和大肠。

肺"主气司呼吸"，将天地之间的清气，吸入到我们的体内，变成了我们身体的卫气。卫气就像一个能量场，把风屏蔽在外边，不让风进入到我们的体内。

它既像机体所设置的防护网，又有如其下辖的巡警部队，能够保护我们的身体免受外界的伤害。

大肠呢？我们体内的"水"分为津和液，清晰透明的是津，乳状的、较为混浊的是液；小肠主津，大肠主液。为什么液较为混浊？就因为大肠能够将饮食中含重金属类元素的物质加以回收，使我们体内产生可以抵御外邪的一些物质。打个比方，我们的前列腺液，它可以保护我们的精子；母亲的乳汁，它里边含有一些抗体，婴儿吃了下去，可以帮他们抵御外邪；我们的鼻涕，有的时候会非常浓浊，因为它里边含有大量与外敌作斗争的"战士"的尸体，它们在抵抗从鼻子进来的细菌时做出了英勇的牺牲。

田：如此说来，眼白，从整体上看，反映的是我们身体防卫系统，即"金"系统的状态，如果我们身体里的防卫军遭到了污染，就会在眼白的位置显现出来。

以您的经验来说，眼白还可以进一步划分？

陈：当然。内侧眼白对应肺，外侧对应大肠。内侧，就是指靠近鼻梁的这一部分眼白，而外侧，是指靠近耳朵的那一部分。

如果大肠被划破了，肛门裂了，出血了，外侧的眼白会出现血丝。如果反过来，外侧的眼白出现血丝，那是不是就说明有肛裂出血呢？您还得参考着看看舌头。看哪？大肠和肺对应的是舌尖的部分，如果舌尖小而发紧，看上去像是起了一层皮，一剥就掉下来了，或者上边有一点一点、发紫发黑的瘀点，那肛门附近一定出了问题，有结肠炎、痔疮或者肛裂，大肠和肺有些紧张，那里正在抵抗。为什么会紧张？吃错了东西，瘀浊堵在了大肠里面。

就治疗而言，应在润肠通便的基础上酌加田七、槐花、茜草、地榆、枳壳和卷柏，疗效一定良好。

田：养生而言呢？

陈：那就是注意饮食了，多吃一些通便的食物，比如红薯、何首乌。每天可以有选择地吃一些季节性出产的蔬菜、水果。

田：之前我们谈过上睑胞内侧上方，这个部位对应的是肝胆。这里面若起个黄晦的囊胞，示意这个人的胆囊内已有泥沙样的结石。这几天我试着用这个方法判断了很多人，命中率很高。胆囊有问题的人还真不少。为什么我们的胆囊这么容易出问题？

陈：这个说法在中医古籍里是没有的，我临床上观察得来的。

实际上，形成这个内角的黄晦之前，会有一些长期的表现：小便黄、赤、短，腹中有隐痛。这个腹中有隐痛是肝胃不和的表现。肝胃不和的人，西医称浅表性胃炎，但是在中医里就叫脾虚肠滞，或肝胃不和，或肝郁气滞。这样的人，睡眠很不好，腹中总有一股气胀胀的，放屁了，他就感到很舒服。如果腹中有气，苏打片很好用，苏打片是碱性的，中和了酸性，所以短期治疗效果很好。真正治本，要健脾化浊、疏肝和胃，或解郁利胆，才能从根本上排除肝胃不和。

田：健脾化浊、疏肝和胃、解郁利胆，这三个治则可以调整肝胃不和。我曾经在药店里看到很多这样的中成药，还真不好选择。不妨在这里给大家一个启示吧。哪些中成药可以用一些，比如保和丸？

另外呢，肝胃不和这个说法，很多人都会被中医大夫说上几回，但是，究竟是什么导致了两者的不和睦，或者说胆囊之所以会产生结石，应追究哪些方面的责任？

陈：胆囊之所以会产生结石，的确有几个方面的因素。

第一，肝弱或肝气郁结，导致胆汁收放失常；

第二，脾反侮于肝胆，就是五行中的土侮木；

第三，小肠伏湿蕴火，导致肝胆疏泄失正，因为肝胆总管的疏泄是否正常，它们之间相互影响，关系状况可以类似自然界多条河溪的交汇之处。

经过我长期的临床观察，那些胆囊出现了问题的朋友找我看病，像胆囊炎、胆囊结石之类，他们的病情在上眼胞的内角往往会有所反映。

胆囊里有结石的人，您会看到他上眼胞的内角皮表有黄色的毒素沉积，如果这种黄色的毒素呈现出半片花生的模样，或是黄豆的样子，还有一种腐烂的感觉，那就说明，这个人的胆囊里有浊毒，这种浊毒呈泥浆或沙粒状，就停积在胆囊的地方。

所以对于肝胆之疾的治疗，既要考虑疏肝解郁，及通便泄浊，还必须兼顾脾肠及胃阴。柴胡、当归、藿香、生地、大黄、牛膝、金钱草、鸡内金、郁金、郁李仁、陈皮、竹茹、威灵仙为常用药物。

田：方子的加减很有意思，也需要认真地辨证，这里也不容易说明白，如果读者感兴趣的话，可以参考《陈胜征治疗疑难重症经验专辑二：临床辨证实录》，通俗易懂。同一套丛书中的《专辑一：医案实录》还有很多案例可以参考学习。

6. 上眼胞和下眼胞，肿胀有浊毒

田：上下眼胞，也叫做上下睑胞或胞睑，是我们人体"肉"的精华化生而成的。在您的眼睛里，上眼胞，密切对应于上焦及肺胃，而在生活中，上眼胞肿胀的人经常出现在我们身边，我们自己也有过偶尔的肿胀，多数人以为自己睡眠不好而忽略不计了。上眼胞肿了，身体的那个部位到底想告诉我们什么？

陈：上眼胞，指的是上睫毛以上一直到眉毛的这一部分，它包裹并保护着我们的眼睛。下眼胞，从下睫毛往下到眼睛下边凸起的颧骨的这部分，也就是我们常说的眼袋。

　　如果上焦胸中的肺气受到了污染，呈蒙雾的状态，就可以把上眼胞撑得胀了起来。这种雾状的东西来自哪儿？它往往是下焦的伏湿浊毒上逆，到了肺的部位，变成了雾状的浊毒。如果这种上逆只是短期的上冲，额头会赤晦发热，上眼胞也发热；如果变成了一种长期的上冲，在上焦挥之不去，就出现了这种上眼胞胀肿的状态。

　　临床经验表明，上眼睑弱陷的，肺胃多阴亏；颜色晦赤者，肺胃必焦虚；黄晦色是脾有湿、尿浊，阻滞了肺胃气机；上眼睑下垂、耷拉着，是肝脾肺三脏气弱……

　　田：如果是下眼胞出现了肿胀，又说明什么呢？

　　陈：说明下焦被伏湿堵的时间长了。伏湿堵的时间短，会先在脸上那些与下焦对应的地方表现出温度的异常，像嘴唇下边的颏位，耳朵前下方的腮位，这些地方发热或偏冷（详见书后附图）。时间长了，下眼胞就会肿胀，像囊袋一样坠了下来。

　　舒张压高的人，也表现在下眼睑。您可以观察他们的下眼睑的位置，有很明显的发胀。他们自己也会感觉眼睛胀，心烦。再看舌象，让他伸出舌头，他一定呈下垂状，贴在下嘴唇上，舌头边界胖。心窝处，也就是食道与胃交接处的"胃脘"，也经常会有胀闷不适，小腹不适的感觉，继之潮热，对应在舌头上的位置会潮红，在下午 3~5 点的时候表现明显，心悸、头晕等症状亦此时明显，这个指标很重要，舒张压高的人身体会出现潮热，热像潮水一样，一阵一阵的。

　　这就是因为膀胱有了伏湿，堵在下边，肾的气化无力。这个肾和小肠，膀胱和小肠都是紧密相连的。所以舒张压高了，您不能简单用药硬把血压降下来，这样会有很多副伤害。总之，大小便和脾胃调不好，一切治疗效果都是假的，空谈。

　　田：谈到肿胀，《黄帝内经》里有这样一句话：气伤痛，形伤肿。如何理解这句话？

陈：机体受到损伤，必伤及气血，伤气则气滞，伤血则血凝，气滞能使血凝，血凝能使气阻。气道、血脉不通，瘀积不散则为肿为痛。《素问·阴阳应象大论》对肿痛的病机给予了精辟的阐述："气伤痛，形伤肿。故先痛而后肿者，气伤形也，先肿而后痛者，形伤气也。"气本无形，气主宣通运行，气伤则壅闭不通，不通则痛；形为实质组织，伤后皮肉筋骨受到损伤，血脉破裂出血而形成瘀血肿胀。

什么是有形之物？就是我们前边所说的，类似蒙雾的浊毒聚合而成的东西。如果这些浊毒结合得不够紧密，边界就会变得模糊，呈现一种肿胀的状态。如果浊毒对该处的血液循环构成破坏性影响，那体内相应的位置会出现痛的感觉，而脸上的对应部位，气色也会随之发生改变。

打个比方，有人下眼胞的位置，常常会出现青紫发暗的颜色。下眼胞和双颧发青、紫暗说明了什么？说明其对应的部位，也就是下焦少腹的位置，经常会隐隐作痛，缠缠绵绵。

我们在讲鼻子的时候说过，青紫色，是肝气急的表现。肝气为何而急？往往是因为体内有痛。为何体内有痛？就是因为那里的气血运行受到了伤害。为何气血受到了伤害，肝气会急？因为肝在人体里主藏血及气机的生发，哪里受了伤，肝就赶忙把气血派向那个地方。

田：说人体复杂，复杂纷繁。但是中医里面的一个"气"说就解开了一个最大的谜团。气机通畅几乎可以等同于平安快乐，试想一下，如果我们的身体"交通"一直畅通，身体的疾病自然也就少了许多。这个"气"的内容虽然也分很多，但是如果我们生活中能先做到不生气，也会收获很多健康。

陈：当然，气机条达，就没有瘀滞。我们可以从另一个位置，看看体内是否发生了肝气急的现象，哪儿？颧的位置。两颧是我们脸上的东西两座大山，体内气机升降的变化可以从这个地方看出来。肝气急，体内有痛，颧这个部位就常常伴有青紫、发暗的颜色。

◎ 案例现场分析 · 莫把假性高血压当了真

林某，男，78 岁，兴宁汽车站退休技师。冠心病合并脉管阻滞等。

首诊

白净人，似结实，少光华，目白浊黄兼带血丝，下睑胀坠，唇弱晦。下肢轻度湿肿兼有静脉曲张。

舌平伸，质淡，舌尖微颤，收紧状，有瘀点，边侧胖，左侧有剥象及花斑，右侧及舌根位舌苔微黄浊，六脉沉缓有代结。

自诉头晕恶寒，服用降压药导致最近几天心率有时每分钟仅搏动 30~36 次，小便短浊，头晕纳呆，口干涩，掌心热。

侦破此案

"白净人，似结实，少光华"，他的身体不瘦，但脸上缺了点血色，说明气血虚弱。

"目白浊黄兼带血丝"，目白与肺、大肠相对应，"浊黄"说明肺和大肠有湿邪停滞，"有血丝"说明大便秘结、肛裂或者便中带血。

"下睑胀坠"，下眼胞对应下焦，下眼胞坠，下焦必有湿，尤其是膀胱，必有伏湿滞留在膀胱里。

"唇弱而晦"，唇，对应脾和肠，唇色弱，脾肠之气弱；晦暗，说明他体内的生化交换受阻。这与"白净人、少光华"相应，进一步说明他的气血功能虚弱。

我们再来看一看舌头：

"舌平伸，质淡"，进一步说明他体内的气血虚弱。

"舌尖微颤，收紧状，有痧点，边侧胖，左侧有剥象及花斑"，舌尖，对应心肺大小肠；舌尖微颤，说明他的心肺虚亏，之所以会颤动，是因为肝风内动，体内有了风，影响到了虚亏的心肺；舌尖收紧，有痧点和剥象，说明他有过肛裂史或结肠炎，大便一定不好；左侧有花斑，胃肠一定有慢性炎症及对应性溃疡。

"右侧及舌根位舌苔微黄浊"，"舌根微黄浊"说明下焦有伏湿，这个黄浊到了右侧边的位置，这是下焦伏湿影响了肝和胃，腹中必然隐隐作痛，他的肝气和胃气一定在打架。用西医的诊断就是慢性胃肠炎。

"掌心热"，这是被动发热的表现，原因为阴虚兼肠滞所致的蕴火。

"心率有时每分钟仅搏动 30~36 次"，表现在脉上，就是代结脉。您一摸病人的脉，脉跳得节律不齐，有时会有间歇，是心血供应出了问题的表现。

"下睑胀坠"、"舌根位舌苔微黄浊"、"目白浊黄兼带血丝"，这些都表现下焦有了伏湿浊毒。表现在了尿上，会出现尿浊排不净的现象，您问病人的小便，回答说小便短而浊，味道很臭。

此案例在现代社会具有很强的代表性，因为下焦的伏湿浊毒，导致了肠胃的紊乱。饮食吃了下去，停滞不消化，好像全部都堆在了胃里，腹中经常会隐隐作痛，到了医院一检查，慢性胃肠炎。再往下发展会怎样？

浊毒上逆，会出现口干舌燥，心脏难受，甚至检查出了冠心病，有些人会出现血压升高的现象。但在这种情况下，他们的血压不是不可逆转的，需要的只是排解浊毒，如果单纯降压，反而会弄假成真，或酿成低血压，导致脑萎缩。

高血压究竟是怎么回事

| 田原笔记 |

　　高血压，这个大家熟悉也陌生的"朋友"，经常不请自来。本来好吃好喝好生活很舒服，这时，这个"乡下的亲戚"来了。在陈医生这里，他喜欢打比方说话，目的是尽可能让大家理解。

　　高血压是怎么回事呢？打个比方，人体就像一台抽水机，不停地抽水。一方面，里边的水压力在不断增大，水管被水压迫着，膨胀，渐渐失去了弹性，终于有一天，受不了水的压力，啪啦一下，爆了；另一方面，却是因为里边流动的血液偏于稠滞，要浇灌人体这一亩三分地，它需要加大压力，否则不能满足正常的循环需求。有时是因为里边的津和液消耗多了，耗了阴水，血液变得黏稠；有时，却是因为输液的药物引发了副伤害，使血液里面有了悬浊的杂质，变得黏稠，还使血管壁弹性改变，于是这台"人体"抽水机不断地加大功率，水管的压力也在不断地增大，长此下去，可能会发生以下几种情况：

　　水越来越黏稠，水管完全堵住了；

　　水管不堪重负，爆炸了；

　　抽水机因过度使用，报废了……

　　往往上边的几种情况都在同时发展，就像三个炸药包，就看外界的突发状况点燃了哪个炸药包的引线。打个比方，大过年的，高兴，大鱼大肉吃得多了，血液的黏稠度一下上去了，第一个炸药包被引爆了，心梗了，中风了，半身不遂了；有的时候，因为工作不顺心，和老板、同事吵了架，一生气，血管压力过大，爆了，脑溢血了；或者工作忙，一忙就是好几天，没怎么合眼，结果抽水机过载，发热颤抖，心胸伤痛了。

田：弄假成真，假戏真做，这在高血压和伪高血压人群里经常上演，很多人不知道自己就怎样成了高血压患者。那么，到底什么人才是真正的高血压？

陈：您看有些得了高血压的人，一听声音，气雄声亮；一看人，面色赤红，额头油光发热；再看他的舌头，舌尖上翘，舌头呈现一种绛红色，比番茄酱的颜色还要深；问他是不是平时比较爱口渴，他说是、是、是，很能喝水，还往往喜欢喝凉水；这样的人一般性情比较急，人显得十分健壮，堪称气血沸腾往上冲，上边有大热的感觉。我把这种高血压称为真性高血压。

不同的情况，治疗的方法也完全不同。这种真性高血压的朋友，应该清热降火，通便泄毒。我常常用石膏、防风、佛耳草（鱼腥草）、地龙、牡蛎、旱莲草、夏枯草、苦参、海金沙、大黄、车前草、牛膝、侧柏叶等中药进行调理，往往能起到很好的效果。除了吃药之外，我还要告诫这些人，一定不要贪食贪饮，吃什么东西都点到为止，另外还有一点一定要十分注意，不能乱吃补药，否则高压的血管随时可能爆炸，出现中风、脑出血，或者脑子被多余的营养给堵住了。

田：那么刚才案例中的这个患者，是典型的假性高血压。

陈：对。这样的人，您一眼看上去，气血十分虚弱，这种高血压患者有一个最大的特点，下眼胞肿胀下坠。说明什么？说明下焦膀胱有伏湿，血压不是真的高，而是伏湿使膀胱和腰肾不能正常放松，表现为舒张压偏高，下午头晕明显加重。

这类人的血压很有特点，一劳累，或情绪激动，或着急，或用了一些激素类的药物，血压就开始波动，时高时低，一旦安静下来，休息好了，他的血压的平均值又低于正常范围。

他们的血压还有一个特点，下午3~5点的时候，舒张压，也就是低的那个血压值，会因为伏湿蕴火、浊毒上冲而升高。

田：他们的高血压往往是一种假象，却常常以假乱真，把众多的医生都给蒙骗了过去，结果开了一堆的降压药。也可以说，所谓的血压高只是相对而言，中医里面本来也没有高血压这个病。

陈：我认为就是身体里面"积毒"的程度不同。把假性高血压当成真性高血压来治疗，就是医生的水平问题。这样治疗下去会产生一个严重的后果，下肢静脉曲张。血压低了，下肢静脉的血回不到心脏，下肢就开始水肿，静脉的压力增大，能看见很明显的静脉血络突出到了腿的表面，像蚯蚓一样弯弯曲曲、疙疙瘩瘩的样子。这个静脉回流，取决于肾和膀胱，膀胱和腰肾不能正常放松的，舒张压会偏高。肾和膀胱一紧张，血压就高起来。静脉血回流压力加大，所以这样的人下午就会头晕。休息放松一些，血压就恢复正常了。

不过呢，舒张压高的人，单纯降血压，腿会很痛，我最近几年治了好几个假性高血压的病人，他们一降压就会腿烂，痛得要命，这根本原因就是外周血压降低后，静脉血的回流更不好了。

假性高血压的患者，高压只是暂时的表现，治病绝不能针对血压进行治疗，而要"求其本"，用各种方法，使六腑与五脏达到一种协调的状态，这样，才不会引起血压的大幅波动，不至于因长期服药降压顾此失彼而招致一系列的副伤害。

本案例方药

◆ 首诊（2000.6.15）

双菖蒲（菖蒲和石菖蒲）各 8g、灵芝菌 10g、人参须 12g、茯神 12g，
灯心草 6g、鱼腥草 12g、大黄 10g（后下）、当归身 15g，
旱莲草 10g、黄芪 15g、红枣 12g、葶苈子 12g，
川黄连 8g、白头翁 10g。

×4 剂

◆ 二诊（2000.6.21），自诉服上方后，心率已逐步提升至每分钟60~64次，头顶受压及包裹样痛有所减轻，睡眠相对好转，但小便仍频而短，大便仍有后重感觉。气血仍弱，肠滞未完全解除。方药承上，略为改动。

菖蒲10g、灵芝菌10g、人参12g、白术15g，
茯神12g、桂枝10g、白芍15g、当归身20g，
白头翁10g、川黄连6g、白花蛇舌草15g、黄芪20g，
红枣15g、葶苈子12g。
×4剂

◆ 三诊（2000.7.11），与女婿同来，自诉服6月21日方后，不仅心率已趋正常，而且停药五至七天的时间里劳作过后仍然正常。依据其候诊近两个多小时与旁人交谈仍无不适的表现，上方小变再给发药。

上方去川黄连、白头翁，加旱莲草10g、杜仲12g、枸杞子15g，4剂。

此后遵嘱饮食清淡，再无此症。在以后的4~5年时间里，患者仅偶尔服中成药调理身体不适。

谁得的是真正的高血压

田：我觉得大家要懂得高血压的发生原理，因为治疗高血压必须考虑背后的诱发因素。

陈：对。血压过高的机制背后有很多原因：心情紧张、血液偏稠、气弱失助、失血过速、缺乏营养、运化失正、浊毒逆冲、瘀毒内阻、肾不纳气、水火不相济、心动过速、气热蕴火、伏毒为患、心脏本病。这些原因有的是内因所致，又有诱因促成。

我说有一些是"真性高血压"，因为它有明显的血液偏稠、气热蕴火，是一种过剩病，更多表现为收缩压高，带高了舒张压，也就是"高压高"。这种真性

高血压,西医用降压的方法来治,在一定程度上有助于防止血压过高,冲击脑血管。从中医的角度来理解,收缩压之所以偏高,多是因为肝气过旺、心阳奋亢,或胸肺间气滞湿阻已经日久,治疗的原则是泻实而补虚。

但是,"假性高血压"就要另当别论了,而现在,有很多人的高血压是假性的,他们的根本问题是"脾虚肠滞",脾失了健运、肠滞尿浊,没能力把食物中的营养消化彻底,在肠道和膀胱积下大量浊毒,到了下午,膀胱经当值的 3~5 点期间,它开始发力来排毒啊,浊毒就会被翻滚起来,逆冲心肺,导致满闷不适和血压波动;肾与膀胱相表里,膀胱用力过度,肾气就容易不足。

这种假性高血压的标志是舒张压明显偏高,也就是"低压高",继而导致收缩压也偏高。"低压高"和"高压高"是根本不同的两回事!收缩压是左心室绷到最紧,"哗"一下把血泵出去时,动脉血管壁所感受到的压力。舒张压是心脏放松到最松弛,一点力也不使的时候,外周动脉把血压回心脏的压力。也就是说,"低压高"是外周综合作用的结果,外周的杂物太多了,排放又受阻,或脾肺湿郁,肾气不纳,血液回流就受阻,静脉就膨胀、曲张了。还有的假性高血压是一过性的,比如酒伤或食饮燥补引起者,千万不能强制性降压,否则真是治标不治本,拖久了,标也控制不了。

治疗高血压,不能直接冲着血压指数去,应该治疗引起心动过速、压力升高的诱因,即紧张或稠滞、浊逆或湿阻、阴虚或气虚、不纳或不济,才能避免终生服药。

特别是假性高血压,一上降压药就治反了,它是虚的,是需要动力的,降压药是釜底抽薪,把它的动力给撤了!其实对于西医而言,舒张压高仍然是一个棘手的难题。在中医里来调治,要让六腑与五脏相平和。

田:怎样使五脏调达?一定要顺着五脏"气"的特点。比如"肝苦急",一生气,肝火就上来了,口苦了。肝也怕郁闷,一郁闷,肝气就被困住了,不流动了,肝气最喜欢的就是和缓的疏通,就好像春日里的暖风,熏得游人醉。

陈：对了。但是还有肺呢。肺为"华盖"，它就像茶壶的大盖子，没事要掀开来透透气，才能把壶里边积攒下来的热释放出来。

脾呢，最怕湿，湿容易把脾给困住，人会有一种昏昏沉沉的感觉，解决脾问题的关键，在于一个"醒"字，醒的对象不是脑，而是脾，用一些芳香燥湿的花草类中药让脾苏醒过来。

7. 肿胀的是眼袋还是"卧蚕"

| 田原笔记 |

在眼睛的下方，仔细看，会有一条稍稍凸起的边界，有的人长得窄些，有的人宽些，在中华易学中，它有一个形象的专属名字：卧蚕。

一条圆润迷人的卧蚕会给人可爱、生动的感觉，别说男人会迷上这样的眼睛，就连女人看见这样的眼睛也会被深深吸引。有人观察过，演艺圈有笑眼的艺人基本上都有一对饱满的卧蚕，像"万人迷"陈好。卧蚕传递出一种温和、亲和的气息。

在韩国，有不少女明星为了拥有卧蚕，使眼睛更具有魅力，专门去做相关的手术，像这种将卧蚕做得更加明显的手术就被称为眼部卧蚕整形术。

"我觉得我有一点点。不过想让它更加明显，颜色深一点，厚一点什么的。鄙人追求这两条眼底脂肪很久了。今天终于发现原来这叫卧蚕。谁知道怎么让她们更明显？请指教！"有人在网上发出这样的声音。知道卧蚕这个宝贝的人多有此意。

卧蚕的美好，应该不只表面上这一点吧？

田：仔细观察很多人，真的不是所有人都拥有一对美丽的"卧蚕"。《周易》给予了卧蚕"子息之宫"的高度评价。顾名思义，子息宫一定和生殖有关联了。这个卧蚕也藏着身体健康的秘密吗？

陈：卧蚕在中华相理中很重要的，在我的面诊中也很重要。健康人的下睑胞，生长着睫毛的地方，会微微亮起，有如桑蚕刚睡醒之状，是故又名"卧蚕"。但是，手术刀做出来的卧蚕就另当别论了，而且还会掩盖健康真相。

民间有个说法，卧蚕丰满有光泽的人，是要防患桃花运的，他的异性缘很好的；卧蚕还和您的子女有关，如果这个地方有细细的竖纹，不好，有些女人就容易难产。

这不是迷信，我们用中医的理论来认识清楚。

因为这个卧蚕，对应的是体内的脾脏和肾脏，可以说与一个人的生殖能力是直接对应的，如果这个地方陷了下去，他的生殖能力一定是偏弱的。陷下去，说明脾和肾的功能不协调。

我对接诊过的几百例不孕不育症患者进行过观察，结果表明，无论是先天或是后天，原发或继发性的不育不孕，70%~90% 的人，卧蚕皆不尽如人意——水肿或陷晦。水肿是因为脾为湿困或脾肾阳虚，陷晦是因为阴精虚亏，体内一定有慢性消耗性疾患，或房事过度的耗损等。

打个比方，卧蚕这个地方偏黄晦的人，经常小便短赤，有尿道炎，这里、那里不舒服的，这样的人一般很难调治至健全，也有人曾经治好。经常是因为过思过虑，想太多了，就伤了脾，黄是脾的颜色，说明他的下焦有湿浊瘀毒。

宇宙中有一些特定的粒子是通过脾来吸收的，如果脾的功能好，这些特定的粒子就收藏得很好；如果脾受了伤，这些粒子就溢了出来。这些特殊的粒子在我们人的眼中是有颜色的，肝藏青色粒子，心藏赤色粒子，脾藏黄色粒子，肺藏白色粒子，肾藏黑色粒子。

脾的功能弱了，黄的颜色就会在全身与脾相应的地方溢出来，呈现出一种黄晦的颜色，说明这种颜色的粒子受到了污染，灰蒙蒙的样子，就像沙尘暴来袭时灰蒙蒙的天空，不透亮。

田： 除了卧蚕，常常有一种情况：如果休息不好，或者感冒过后，我们的脸色也会出现黄晦的颜色，说明体内有了湿？

陈： 就是这样。脾最怕湿也容易被湿困住，有两种情况都可能产生这种湿毒：一个是生冷的食物吃多了，水湿消化不完全，变成了一种潮潮的湿气，脾胃就像陷入了沼泽之中；还有一种情况，脾胃受了伤，超量的食物吃了进去，它消化不了，也容易生成湿。这两种情况常常相互交杂着，恶性循环。

脾被湿困住了，功能就会下降，人的性格、脾气也会改变。整个人就像被包裹在了沼泽地里，透不过气来，脾"气"也变得越来越像一个闷不作响的炸弹，随时都会爆炸。这样的人还有一个特点，舌苔很厚，舌头上与脾对应的位置，舌正中的位置也发黄，人就没有胃口，越来越吃不出味道来。

田： 如何体会体内的"湿"？

陈： 湿分三种：气湿、水湿、浊湿。

气湿的象是胀紧，气湿多因蕴火而起，多乱害于上焦胸肺。气湿之治宜宣肺降浊。

水湿象呈下坠，水湿内含无力运化吸收的蛋白质、盐分或果酸等，主要表现是：下腹部胀坠、腰腿困痛、下肢湿肿。水湿之治宜健脾助运、温肾化浊、益气利尿。

浊湿含有脂肪、糖分之类，呈悬浮象。浊湿多滞积于肝脾，如脂肪肝病史者。浊湿之治宜疏肝醒脾、排解糖脂。

田： 好，讲得很好。我们读者可以自己慢慢理解和体会了。我们刚才谈到卧蚕这个地方偏黄晦的人，他们的具体情况怎样呢？

陈： 凡是先天卧蚕弱且黄晦的，他的病是很难治的，这跟基因有关系。如果因为过思过虑，卧蚕黄了，我们可以用中药把它消下去，体内的湿解了，脾也解了困，人会轻松许多。如果就是不去管它，人会很苦的。如果任它继续发展，渐渐地，眼内角出现了黄赤的颜色，则更难治，若住院接受对抗性治疗，一打针，一吊瓶，很快就转为肾病综合征了。若消极滤尿甚至做血液透析，则等于西医的宣判死刑，缓期执行了，受罪活着。

令人可悲、气愤的是仍有不少执迷不悟者，对药物副伤害不加以跟踪、追问及反思！不理解中医中药，而乐于治标误本，将自己的生命交予他人，被一次又一次地肢解。

下睑胞弱陷兼黄晦者，无论男女，如经西医诊断，普遍患有慢性胃肠炎，或是乙肝指标呈大小三阳。而在中医而言，多属于脾虚肠滞，气弱阴亏，兼有肝胃不和、失眠、阴虚口干、尿赤浊短等症状，以及由此可能引起的尿道炎、慢性咽炎，甚至宫颈炎。

头面若呈虚湿者，多数因为气逆咽痒的咳嗽被误治了。就是对抗性治疗，药物导致胸肺间潜伏有"浊毒"的反应。我治疗此类问题呢，男性以滋肾益阴、导滞化浊为大法，女性以疏肝理气、养血排浊为总原则。促使二便畅利、胃纳健旺、睡眠良好，使月经及白带趋于正常，则其人的生化与生殖亦会逐步趋于健康良好。

田：从审美的角度来说，眼部卧蚕是美丽的。但是回到您的望诊体系中，这个卧蚕，对应的是体内的脾脏和肾脏，为什么这既是肾的外象，又是脾的外象？

陈：和合嘛。肾系统基因团粒和脾系统基因团粒中具有相同的粒子，如河堤与水库，它们就在卧蚕这里呈现和合。因此，这里既能反映体内肾的功能，又能反映体内脾的功能。打个比方，卧蚕和下眼睑的位置肿胀，还呈现一种囊袋样下坠、耷拉着的样子，耷拉着，表明对应的体内部位有水湿停留。而且这种水湿已经停留很久了，都到了下焦的位置，小便会混浊，排不干净，说明下边的肾和膀胱都被湿困住了。卧蚕下方至颧上方的胞睑，上宜微陷，下喜微胀，宜与下方的颧骨顺接，色泽以淡红黄为最佳状况。卧蚕明亮，黄里透红是健康吉祥的征兆，青春发育及育龄期的男女，更需达到这个状态。

在东方文化里，这个水很奇妙的。中医讲肾主水，肾是阴中有阳的，肾处于下焦，集纳五脏六腑之精，故称为"阴"，能将所集纳的五脏六腑之精转化为生命延续再造之精，故言其"阴中有阳"，分为了肾阴和肾阳。东方文化和西方科学有时是有相通的地方的。在西方近现代科学的研究中，水，也是很奥妙的，它的分子式是 H_2O，水性趋下，喜流动，且能溶解多种酸、碱、盐、有机物或无机物，故称为阴。水分子里边的 H 和 O 两种粒子，哪个是阳？哪个是阴？"H"是阳，"O"是阴，看水分子的结构式，一个阴牵连着两个阳，所以又是阴中有阳的。水受热会汽化升腾于天空，在大气中，这些本质属阴的水分子汽化升空后又转为阳，这样不难理解"阴中有阳"、"阳中有阴"及阴阳可以相互转化等问题。

太极之图，圈圈点点的，看似收紧、其实并不封闭的阴阳是相抱、旋转升降着的，是对宇宙间之自然物所具有的质与能、体与用的关系取象以黑洞与白洞的抽象表达。所谓的"四象合十"，寄意阴与阳的垂直相交，揭示物质与能量、形体与功用、精神与物质、吸斥与聚散等之间相辅相成的、呈立体坐标之关系。

西方文化取用"0、1、2、3、4、5、6、7、8、9"为基数，去组合成 10、100、1000、10000 等，以及利用"＋"、"－"、"×"、"÷"、"m^2（乘方）"、"$\sqrt{}$（开方）"等符号去表示、去得取各种数据。中华文化则以"○、一、二、三、四、五、六、七、八、九"及"十、百、千、万"为基数，并且利用洛书、河图及算盘去表达二进制、五进制、十进制，此外还表达了数字与空间及升降等之间的微妙关系。如称五"❀"为小满，寄意联姻；六为降既则升；称九为阳极，升既则降。而阿拉伯字母中对应于六及九的"6"和"9"不也同样揭示着降既则升和升既则降的自然法则吗，视角不同、层次不同，同中有异也。西方解剖医学，揭示了人体神经系统的有线通讯联络，中医经络学说则揭示了人体内在及人与外界之间的无线联络信息系统，所以说中医仍具有超前性。

8. 谁能抹去你额上的纹

| 田原笔记 |

细细数来，眉毛、眼睛、上下眼胞，都在上停的位置。

上停，还有一个最重要的位置，就是我们的额头。这个看起来光溜溜的额头，似乎憨态可掬，没什么特征，其实也很有区别。在外形上有宽窄高低，在光泽上有亮暗光晦，千人千象，各有不同。

生活中那些"天庭饱满"的人，大家都说他聪明智慧。看到额角闭窄的人，老人会说他比较爱钻牛角尖，认死理。

富、贵、贫、贱，这些带有命运评判性的语词，在现在看来让人觉得玄而又玄。但在了解《黄帝内经》阴阳二十五人和《解密中国人九种体质》之后，细细品味人的身体与心理，以及性情，确确实实有着一种隐秘的不可分割的关系，它们是整体的，全息的。

西方哲学家萨格雷说：播种一种行为，收获一种习惯；播种一种习惯，收获一种性格；播种一种性格，收获一种命运。而我们的老祖宗看得更真切、更细微，每个人的行为，最终源自一份身心的先天禀赋，正是这些禀赋，成就了很多人，也是那些"禀赋"让那些人不解其衷，受命于天。

田：有一位朋友，本来光洁的额头很好看，但是由于身体健康有了些许问题，额头在一段时间内出现了细密的皱纹，她以为是年龄所致，遗憾，也接受了。可是用中药调整一段时间以后，她发现额头上的皱纹没有了，恢复了原有的光洁和平整。

我还有一个兄长，五十几岁的人，唯独大额头还是没有皱纹……看来这个坦荡的额头也充满了秘密。

陈：这里边蕴含着中医的道理。在古代易学中，天庭主一个人的青少年时期。在脏腑对应上来说，它对应的是心和肺之"阴"，即质的结构状况，又寄意下焦的动能。如果一个人的心肺先天不足，或其下焦出了乱子，都会在额头上表现出来。这两个说法之间是有相关性的。

人在青少年时期，学习很重要，这是积累知识最好的阶段。一个人会不会读书，心肺的功能起了很大的作用。"心者，君主之官，神明出焉"，我们常说精气神，心是藏神的，它决定了您的思维，您的脑子转得快不快。一个人光脑子快还不够，还得有气魄，肺呢，它主气司呼吸，管的就是这份气魄。

田：怎样的天庭是最理想的呢？如何养得到？

陈：丰隆明润、饱满光顺为好，而反之的塌陷晦暗、受到青筋及赤脉侵扰的就很不好。话说回来，再好的天庭，如果缺少中停及下停的衬托帮扶，上下之间不相拱照，也不可能展示他的才智，甚至有可能早夭，这就是为什么不少神童如流星闪现。天庭欠佳的人，如果目珠黑白分明，鼻子丰隆，得两颧之簇拥，则步入中青年后少发疾患，并可展示其才华。临床上的确有很多这样的人，可以调整得很好。您刚才谈到的这个人，就是把额头调理得光洁如初了嘛。主要还是清理下焦的浊毒，最重要饮食要清淡。

田：毛主席讲的："基本吃素，坚持散步，劳逸结合，精神宽舒。"这是比较科学的饮食习惯，但现代人往往饮食无度，很容易使脾胃受到伤害。所以注意脾胃的调理才是大道理。这一章节我们把脸部的上停谈完了，正本清源，目的在于提醒诸君不要轻易相信"相面"之说，命运掌握在自己的手里，只要拥有正确了解生命的智慧，就会拥有完美而健康的人生。

— 认识中停 —

9. 鼻子反映你的脾胃和肠道

| 田原笔记 |

眼睛，是一张脸上熠熠生辉的焦点。但在它的光辉之外，鼻子才是中央之主。在中华易文化中，鼻为五岳之尊。古书上有过这样一句话：七尺之躯不如一尺之面，一尺之面不如三寸之鼻。

而在古中医的面诊中，鼻子至关重要。因为鼻子对应着人体脾胃和肠道等消化系统，重要的还有肺"金"，这个接纳天地清气的呼吸系统。

消化、吸收、排出，这个过程正常，就保障了全身的健康；肺气足的人，体内气血充足，这样的人，做事踏踏实实，有一种无坚不摧的韧劲。这是鼻为五岳之尊，并有"面王"之称的道理所在。

人有禀赋，一母生九子，九子有不同。先天禀赋有强有弱，而认清这些，才是为自己而努力。才能在未来的生活中，对自己而言，知心意知身体，从容面对人生。

田: 观察一下古今中外的圣贤伟人，他们不仅具有过人的才智，而且鼻子很"伟岸"。这说明他们的先天禀赋有过人之处？从鼻子全息到身体健康、人生格局有什么联系呢？

陈：鼻子"五岳之尊"的名号不是虚受的，它的高低阔窄，决定了一个人的"格局"。这个"格局"，可以说是您一生所呈现出来的场面，也可以说是分量，身体的基底。说先天禀赋也可以啊！

一张脸上有五岳，周围的四岳都要向鼻子看齐，鼻子立得壮不壮，说明这个中心可不可靠，有没有巍然气势，能不能从容指挥，调度有节。而这两个鼻孔，密切对应肺脏。这也是五脏中"肺为相傅"的外在基础。相傅之官，治节出焉，整个调度、呼吸、节奏都来自于肺的一呼一吸，一顿一挫，一抑一扬。

一个鼻子壮阔的人，是"五岳有主"，肺气足，因此他们的人生，也会较为壮阔。这鼻子全息到身体健康、人生场面有什么联系呢？就在于一个通气量上。鼻子宽大，两侧通气道就宽阔，好比两条有多车道的高速公路，它的"气象"是乡间小路无法相比的。这样的通气量，给身体提供了足够的氧气，这是西方的说法。而《黄帝内经》中说："天食人以五气。"这里所说的"天气"，也因鼻子而得到源源不绝地出入，给予了身体富足的供养。

在这种"气象磅礴"的平台上，一个人的身体、精力、智慧……都会呈现出一种欣欣向荣的繁盛状态。

田：原来可以这样理解。在生活中，孩子出生了，大家都希望他有一个高鼻梁，虽然说不出什么具体的原因，但里边的内涵是很深的。

鼻梁，也就是鼻根，在中医里也称为"山根"。古人又把它叫做"疾厄宫"。什么意思？

陈：疾，"疒"字框加一个"矢"。"疒"是外来的伤害。"矢"是什么？是箭，形容疾来得像射出的箭一样，其毒可加害于人。

厄是什么？

古代的"厄"字，外边有"厂"包着，里边是一个被压迫变弯的竹节，寄意人得了疾厄，其体内也呈现出伸舒受挫的状态。

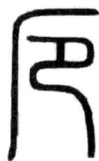

宫呢？古代指的是宫殿，是皇帝居住的地方，是玉皇大帝居住的地方，而我们身体的"疾厄宫"呢？就是疾病居住的地方。也就是说，山根这儿，可以反映出一个人的疾病状态。

山根黄，体内有湿痛

田：这些天我仔细观察了一下，有些人山根部位发黄，与我们正常皮肤的黄色不同，黄中带有一些晦暗，好似乌云笼罩。有些人的山根则隐隐发青，似乎小孩子更容易出现。

陈：中停，也就是从鼻子挺起的部位开始。整个鼻子，也就是中停的位置，对应的是您体内的消化系统。如果脾、胃、小肠出了问题，都可以从鼻子及其两侧的"表现"看出来。有什么肠胃不适，像肠胃感冒、胃肠炎之类的疾病，就看这个人的鼻子及鼻翼旁侧沟。（详见书后附图）

黄，是我们体内有湿的表现。这种湿是怎么来的呢？过食生冷甜滞。吃了生冷水果、冰箱里边冰冻的东西，或是一些甜腻的食品，吃得多了。也有人由于生活习惯导致了消化、吸收运化失常，体内处理不了那么多，就成为湿，聚在了体内，排不出去。

我们一直在强调湿邪，切切不可大意。这种湿邪留在了体内，最容易伤的就是我们的脾胃，湿邪困脾，把脾胃这个消化系统给困住了，脾胃与山根相通，就表现在了山根的位置，出现了黄暗这种湿的颜色。

田：这种情况，似乎最容易出现在婴儿的身上。婴儿一个劲地哭，从早哭到晚，好像都不停歇，显得非常烦躁，还直冒冷汗。看他山根的地方，常常是又青又黄。爸爸妈妈们拿孩子也没办法，又哄又骗，可孩子就是怎么也不肯入睡，也不肯吃东西。他又不会说话，就只是哭。

陈：在中医里，青是肝的颜色，您看那些肝病的患者，脸色往往是发青的。人着急的时候也是啊，一下子脸就铁青了，这种现象叫做 "肝气横逆" 或者 "肝风内动"。从肝的地方刮起了一阵大风，这阵肝风最容易吹到脾的位置，肝脾就不和了，它们就开始打架，于是就在山根的部位显现出了又青又黄的颜色。

孩子出现这种情况，起因往往可能非常简单，母亲吃错了东西，吃多了前面说的生、冷、甜、腻的东西，这些不好的东西分泌到了奶中，婴儿吃了肚子难受，就哭个不停，或者受到了惊吓，他也哭。还有一种情况可能就比较危险了，剪脐带的时候没剪好，破伤风了，也会出现这种又哭又闹的情况，父母亲们就得看看婴儿的脐带了，看看脐带是不是愈合好了。

如果在时间上有个特点，婴儿经常一到晚上 7~9 点就开始哭，难于入睡，那一定是第一种情况，妈妈吃错了东西，影响到了孩子。母亲在饮食上就得注意了，少吃生、冷、甜、滞的食品。

田：因母亲吃了生、冷、甜、滞的东西，伤了婴儿的脾胃？

陈：对，这就是喂母乳引起的小儿惊风，这种情况婴儿应该速服 "小儿奇应丸"。在这里我给母亲们一个参考方：

前胡 8~12g，陈皮 6~8g，防风 8~12g，姜竹茹 6~8g，
白术 12~15g，茯苓 10~12g，白芍 10~15g，桂枝 8~12g，
钩藤 10~12g，柴胡 8~12g，益母草 12~15g，牡蛎 15~20g。

母亲血虚，出现便秘的话，加大黄 8~12g、当归 12~20g；

母亲因为食用生冷寒凉的食物而出现了胃肠运化停滞，腹胀的。可以适当加香附 8~12g、砂仁 8~10g，或加白蔻仁 8~10g；

母亲如果产后恶露淋沥不净，考虑加大黄 8~12g、全当归 15~30g、赤芍 10~15g、牛膝 10~12g、蒲黄 8~10g、田七 8~10g。

如果是婴儿受到惊吓引起的小儿惊风，婴儿就应该快速服下 "八宝惊风散" 或 "琥珀朱砂散"。

田：好，替妈妈读者谢过了。同时也请年轻的妈妈们注意一下，认真分析孩子的哭闹，不要随便给孩子吃药。

鼻头赤晦，脾脏大肠有瘀毒

陈：往下来，这个准头，也就是我们鼻尖的部位，是严格对应脾脏的。如果准头青晦，用手背触一下，温度偏凉，说明身体多处于脾虚阳不振、尿浊，土受侮的状态，严重的时候，西医多诊断为尿毒危重症。

田：准头发青的人倒不常见，准头红红的人经常有看见啊，好像民间有一个说法，管鼻尖发红的人叫"红鼻头"。据说也是"疑难杂症"。但有些人许多年"顶着"这个红红的鼻子，似乎一样可以生活得很好。

陈：在临床上，我叫它准头显赤晦。晦，就好像被一层云雾笼罩着，不太透亮。痧点式，是有充血，赤是火的颜色，点点赤痧，对应血液偏稠滞，血中有浊毒。气血在鼻准头部位的循环交换长期受阻，浊毒在那里有滞聚，因此呈现出赤痧点堆聚。准头部位如果起蛛丝样的毛细血管，则说明这里动脉和静脉毛细血管伞端的对接交换已经出现了错位，原因是气郁血湿。

前面我们说过，脸上有四条江河，两眼睛、两耳朵、两鼻孔、一嘴巴，它们便是我们常说的七窍。鼻子是脸上的四条江河之一，人体内的津液会逆流而上，滋润着两个鼻孔。我们脸上的这些孔窍，身体用它们来感受外界——看、听、闻、品尝味道，更重要的是背后有"津液"的供养。这个津液从哪儿来？一定是我们的脾肠。

田：身体这些津液"逆流而上"来滋润这些孔窍，的确需要一番"功力"呢。所以有些人就出现了上面这些问题。您经常谈到"脾肠"这个词组，不专业，也不好理解。

陈："脾肠"是我个人的理解和使用习惯，是对脾系统、胰腺和小肠、大肠，以及它们之间在协作过程中所表现的、能够将食物消化的整体功能的概称。在"脾肠"消化过程中，停留在小肠领域的是乳浆状的食物精华，在胰腺酶和多种肠道细菌的联合作用下，肠道内壁的绒毛状膜能够将小肠及大肠内的乳浆状营养液吸收，然后依助附生于肠外的诸多系膜，即肠系膜，逐步将营养液分类输送至各器官组织、肌肤、血脉及筋骨关节等部位，为各器官组织提供补给。

输送至各处毛细血管伞端的营养液，也可以理解为中医所说的"营液"，它们接受气道提供的氧气之氧化后，成为红色液体，并伴随动脉伞端所释放的血液，被静脉伞端所摄纳，成为血液中的"新生代"，回归于心房。

脾肠从食物中吸收来轻清之液，送至胸肺集散，向上运送到了脸部，滋润着鼻子。如果你吃了一些煎炸烧烤的东西，或者有长期不良的饮食习惯，使脾肠里经常处于"上火"的状态，火就窜上来了，津液被烧烤着，变得黏稠了，就在准头的位置呈现出一种赤晦的颜色，排又排不出去，堵在了鼻子里，就容易发生鼻炎，还容易鼻衄，也就是我们常说的"鼻出血"。

我曾经接诊过这样一位女大学生，暑期在家，父母给她大补了一番，结果脾肠里的火就起来了，上冲到了鼻粘膜，鼻子开始出血，量不是很大，但她很害怕，赶紧用纸巾将鼻子塞了起来。可是鼻子不甘心，隔三差五，反反复复地流。她也没太在意，来一次，就用纸塞一次，直到有一天，左边的脑袋剧烈地疼痛起来。

后来到了广州市第一人民医院，CT一检查，诊断为脑肿瘤。医院认为必须马上实施开颅手术。她的叔父与我相识，就介绍她到我这里来看病。

我一看她，人还挺壮实，准头的位置能隐隐约约地看到一点点的赤红色疹子，额头和下睑胞的位置也是这种颜色，但有些偏黄，发暗。额头，也就是上停的位置，对应的是我们的心和肺，额头出现了黄晦，说明她体内有湿。下睑胞对应的是脾肾，同时也对应人体的下焦，包括肾和膀胱。这里也出现了黄晦，说明脾肠未能消化的水湿，到了膀胱的位置，小便就容易滴滴答答排不干净，或者小便浓浊，或出现尿酸过高等问题。

这个女孩的右额角上，有一个大约3厘米长、5厘米宽的皮下肿块，向外突出大约0.5厘米。她的舌头，平平地伸了出来，舌尖有些紧张，呈剥象，也就是舌尖上的舌苔像起了一层皮，一剥就要掉的感觉。这说明什么？说明她有过肛裂史或者结肠炎，大便一定不太好。问了一下她的大便，果然大便成了团，很硬，需要憋着气，费很大力气才能排出来，排得她有些害怕，因为一用力，脑袋就涨痛得要裂开了。

后来治了一周的时间，她的头痛欲裂一天天减轻。两个星期后，带着药就回学校上课去了。后来毕业了，在一所中学当了老师。十多年的时间里，她的病再也没复发过。

田： 咱们看看开给这位大学生的方子。

◆ 首诊（1999.11.6）

大黄12g（后下）、桃仁12g、赤芍15g、牛膝12g，

炒莱菔子12g、山楂12g、泽泻12g、生地30g，

丝瓜络12g、侧柏叶12g、灯心草5g、鱼腥草15g，

前胡12g、地骨皮15g、郁李仁12g。

×3剂

◆ 二诊（11.10）、三诊（11.14）：上方酌加地龙10g、僵蚕10g、代赭石20g、旋覆花10g，使滞留于胸肺及脑内的积液，由二便排出体外。

◆ 四诊（11.21）：乱后之经得以下行，胸咽及头脑不适趋于完全消失。

银花12g、白术15g、白芍15g、桑枝12g，

赤芍15g、牛膝12g、甘草6g、杏仁12g，

川黄连8g、白头翁15g、土茯苓15g、全当归20g，

泽泻 12g、生地 30g、侧柏叶 12g。

×5 剂

同意带药返校上课。服完药 12 天后经医院复查，左脑内积肿已消失。

田：这样简单吗？第一剂似乎很用力 "下行"，二剂有针对性地排解，三剂似乎在补脾养血收功……

陈：看似简单，其实不简单。我要求她戒口食饮，切忌一切燥热及高蛋白食品。如果便前腹中微痛，大便中有泡样积毒排出，痛情必将逐步减轻。

所以呢，在我的面诊中，五官颜色很关键，辨证准确，治疗就是很容易的了。

田：但是我觉得您的面诊非常细致，一点点的变化，几乎我们可以忽略不计的，甚至根本看不见的东西您都会尽收眼底，这个角度如何把握呢？

陈：就是要求长期观察，仔细辨析。时间长了您就看出门道了，也没有什么特殊的技术。

其实在我们的传统文化中，对于五官的认识也是很有智慧的。比如说两个鼻孔，古人说这是人的孔社，又是财库。在古代人看来，一个人到了中年有钱没钱，赚钱是否辛苦，钱是自己辛劳赚的，还是天生有偏财，容易得到众人的帮助；他藏不藏财，漏不漏财，这个人勤俭不勤俭……古人一看就知道的，看哪儿？就是看我们的鼻子，它是我们的财务部。但是，古人也许没有想到，也许原本就知道，这些认识恰恰蕴含着中医理论。

为什么它是我们的财务部呢？因为鼻子主我们的壮年时期，又与我们人体内的脾胃对应。鼻子好的人，脾胃健强，"土" 多，做事踏实耐劳，事业容易成功。反之，一个人的鼻子如果出现了青、黄、赤、紫的颜色，脾胃受到了伤害，人就可能会受到急躁、健忘等情绪的影响。那么，他的壮年时期可能要辛苦一些，事业自然也会受到影响。当然这是相对而言的，人生在历练中还会有很多变数。

田：的确，我认同这个认识，有好脾胃才有好未来。很多人往往进入了事业的顺畅发展阶段，但是身体不给力了，各种身体问题都来了，恐怕弯腰捡钱都懒得动呢。导致每天都很沮丧，不知道人生的意义是什么！说句笑谈，人生最大的痛苦不是人还在钱没有了，而是钱多了，没有健康身体了！

那么，了解鼻子是认识自身的一个捷径吗？可这样的辨识有难度，如果没有方法，普通人很难看到自己的鼻子如何如何，自然也发现不了脾胃问题的"蛛丝马迹"。

陈：鼻子的形态及其与上下左右的关系，诠释着人中年及晚景的健康和才智，代表着人生里的中央和地方的客观关系，耐人寻味。要自己多观察，多体会，一言难尽。

随着人们对鼻子形态重要性的深入和扩展，很多年轻人，为了追求靓美，寄希望于通过药物或手术来改变自己的鼻子形态。从我的经验来说，内服药物对鼻型的改变，疗效并不明显，对鼻子色泽和明润度的改善则可以达求。目前社会上日趋流行的矫形或填充手术，短期内虽然可以获得他人夸赞及自我陶醉的安慰，然而，十年八年之后，暴露出来的副伤害和摧残也许可致人更加伤心落泪。因为基因的遗传及其动态趋势并不跟随手术的改变而改善，会出现冲突的，敬请深思及谨防啊！

小儿鼻翼煽动，正气在排解多余营养

田：说到鼻子的动态，孩子肺热高烧得厉害时，鼻翼会煽动，成年人却很少会表现在鼻翼上，这个现象我很想了解。

陈：鼻子对应脾和肺，这个鼻翼是对应肺的，所以小孩子肺热越严重，他的鼻翼煽动得越厉害。

孩子的身体娇嫩，如嫩苗。一有风吹草动，身体就开始发热，家长们一不注意，就变成了高烧。小孩子发高烧之前的确有这个特点，鼻翼煽动。因为小孩子的生命力旺盛啊，他要排解体内多余的营养，他想通过正气来排解，排解不了就在鼻翼处快速煽动。这是高烧的前兆，如果不及时治疗，四肢会开始抽搐，全身变得僵直起来。

现代生活下的孩子，常常去医院打吊针。西药压住了症状，却将"毒"堵在里边，正气起来拼命反抗，生命力越强，他的反抗排解越剧烈，鼻翼煽动得越厉害，高烧来得越迅速。

曾经有个 13 个月大的婴儿，亲戚介绍抱来的时候，肺里、脑子里已经积满了水，其实就是浊毒之液。

由于婴儿的母亲以前抽过羊癫疯，也就是癫痫，孩子生下来就没给喂过奶，所以他一直吃着牛奶、葡萄糖和米糊长大。

孩子送过来的时候，头发像个旋扭似的，全都竖了起来。头顶囟门的部位和前额明显地突了出来，两只小眼睛不停地翻着白眼，时不时地还咬紧了牙，嘴角还不住地流着口水。父母央求着一定救救他们的孩子。

我问了问孩子发病前后的情况。最早的时候就是个发热，可是病情急剧发展，送进乡镇卫生院，就四肢抽搐了起来。赶紧送到人民医院，作了检查，诊断为肠炎、肺炎。可是过了仅仅五天的时间，就发展成了肺积液、脑积液，还诱发了羊癫疯。人民医院建议转到广州大医院检查和治疗。这对父母后来听了亲戚的建议，就送到我这里来了。

孩子的羊癫疯每次发作时，一股子的热就冲了上来，脸一下变成了赤红色，全身开始抽搐，抽搐完之后，汗流了出来，触诊一察，四肢发凉。我看了看孩子的手指头，指纹的紫暗红已透二关。

田：指纹的紫暗红已透二关？这里要说明一下。

陈：好，如何看小儿病情的轻重？三岁以内的小孩，看他病得重不重，主要看他食指的指纹，指纹鲜红为实热，紫暗属瘀滞，瘀起于血中有浊毒，滞咎于气机有堵塞。

三岁以上的孩子，观指纹这种方法就不怎么管用了。

这个小孩，透了二关，从指纹上看，还没到最严重的地步，但也不能掉以轻心。指纹暗紫红，说明什么？看小孩指纹的颜色，与看脸、观舌苔的颜色原理都是相通的。紫红，说明身体里边有积热，血被烤得有些瘀。如果指纹发白呢？说明气血不足，小孩子的脾胃比较弱。如果发青呢？说明肝风内动，或者身体里有痛的地方，肝气比较急。

所以通过以上的观察，基本上可以确诊，母亲身上带着的羊癫疯的病毒遗传给了孩子。孩子又长期喝牛奶，超出了脾胃的消化能力范围，于是下焦积累了浊毒和伏湿，上窜到了肺和脑袋上，就引发了羊癫疯。

治则就出来了——急通二便，使浊毒、瘀滞往下、往外排解。

田：重点还是通二便。

陈：对。一定要这样。治了大约一个星期的时间，气息急促、发热日趋缓解，羊癫疯发作次数也越来越少。治了一个多月，便不再发作了。三个月之后，他的舅舅到我的诊所看病，闲聊时他说孩子已经三个多月都不再发作了。我也就放心了。

大人呢，有浊毒聚在身体里，胸肺有热，鼻翼的表现是不明显的，得看他的两颧，如果两颧潮热，出现了绯红色，红得很艳丽，一定是有浊毒湿发酵成的上逆之火，侵害到了肺胸。

田：下面是这个小儿病案的处方，供有识之士参考。

◆ 首诊（1995.9.1）

甘草 4g、大黄 6g、赤芍 8g、牛膝 6g，

僵蚕 6g、地龙 6g、钩藤 8g（后下）、前胡 6g，

陈皮 6g、灯心草 5g、鱼腥草 10g、白茅根 10g，

生地 15g。

×3 剂

吩咐其父母适当结合川贝散或羚竺散给服。大便中排出的泡样积涕越多，则疗效越明显。建议必须以粉羹作为主食，少给或不给葡萄糖和奶粉等易生浊毒的食品。并告知待孩子的小便转清长之后，羊癫疯引起的抽搐将逐步解除；头发旋扭样竖起的状况如转为顺伏，滞留在脑部的痰浊、积水等物质可以视为得到了化解。

◆ 二诊（9.3）：痫抽的强烈程度日渐减轻，上方再给 3 剂。

◆ 三诊（9.7）：左手脚拘急、痫抽发作已不明显，右手脚颤抽的次数及强烈程度比住院期间明显减少及减轻，食羹的量逐日增多，精神状况随之好转。

上方去大黄，加田七 6g、蒲黄 6g，再给 3 剂。

◆ 四诊（9.16）：头额及后脑的积肿已经明显消退，脑积液引起的痫抽已经由住院期间的日发作三四十次下降到七至九次。但是指掌等部位因药物积淀所致的疹毒及瘀紫未完全化解，给予方药：

蒲黄 6g、田七 6g、赤芍 6g、牛膝 6g，

荆芥 6g、薄荷 6g、杏仁 6g、甘草 6g，

侧柏叶 6g、桑枝 6g、红茜根 6g、白茅根 12g，

泽泻 6g、生地 15g 等。

×3 剂

◆　五诊（9.23）：服上方后脑积液及伏湿蕴火引起的痫抽等已有几天无再发作，耳额及大腿等部位的疹毒已消脱近 80%。同意小孩的父亲外出打工。

◆　六诊（10.4）：患者由其外祖母及舅父抱来复诊，告知病抽等已有半个月无再发作，头发已逐步趋于顺伏，给予调理方药：

赤芍 8g、牛膝 8g、地龙 6g、鱼腥草 10g，

侧柏叶 6g、白茅根 10g、泽泻 6g、生地 15g，

杏仁 6g、甘草 4g 等。

×3 剂

1995 年 12 月 6 日，孩子的舅舅到本所求诊，告知其外甥最近 3 个月病情无反复。

| 田原笔记 |

　　小孩子生病，不懂得说，也说不清楚，怎么办？古人总结了一种小儿指诊法（唐·王超《水镜图诀》），从孩子食指上的三条纹路来看病情的轻重。

　　小孩掌心朝上，您可以观察一下，食指共分为三节，每一节与下一节相连的地方，都有指的横纹路，共三条纹路，也称作三关。

　　关，什么意思？我们来看看古时候的关字。在金文里，关就是"門"，大门加了一把锁，形成了门闩的样子。

　　在小篆里，关字反而变复杂了，变成了形声字，写作"關"。丱表音，念做 guàn，指的是古代小孩子头上扎着的两个上翘的辫子；外边一个门，中间两个幺，幺是小的意思，用两个小玩意把门一锁，就成了关。

　　小孩子食指上的三条纹路为何被称为三关？因为它就是小孩抵御外邪的三重门。

邪气从接近手掌的那条横纹开始突破，第一关为"风关"，说明病情还比较轻；第二关为"气关"，病情加重；如果通到了第三关，就到达了"命关"，病情就比较危重了；如果通关到了指甲的位置，病情就相当的凶险了。

正常指纹红黄相兼，隐现于风关之内。如果指纹紫红，说明身体里边有积热，血被烤得有些发瘀；如果指纹发白，说明气血不足，小孩的脾胃较弱；如果指纹发青，青是肝的颜色，青色入肝，当肝出现了问题，青的颜色就跑了出来，体内有风，或者体内出现了痛，肝气比较急的时候，就出现了青的颜色。

女人鼻子和手掌显示的幸福指数

田：鼻子如此重要！对小儿如此，对女人来说呢，鼻子一定也很重要。

陈：当然，一个女人的鼻子如果好，她的生活、身体就会很好的。如果鼻子出现了青黄的颜色，同样对应于中焦湿郁，腹中不适，睡眠不良，情绪易怒等，此时，就要谨防和您的丈夫闹矛盾。为什么？还是回到脾胃上，女人如果气血生化不好，就会在"土生万物"方面受影响。经、带、胎、产就都会受影响，心情也会受影响，这样的女人很难温和、温柔啊。这个时候，一定要注意调整了。

古中医看疾病和健康，一个看鼻子，一个还要看手掌，手掌也很重要。古人说，面容好不如声音好，声音好不如手掌好，手掌好不如心田好。有些人的手掌会出现黄晦的颜色，湿很重，这样的人一定是脾胃功能疲软，做事就很辛苦的，我们做医生的一定要把这个黄色的湿赶跑，不赶跑它，身体不舒服，人生就会辛苦。调整到手掌很绵软、很红润就最好。

田：哦，这个手掌也需要观察，和鼻子一样，是身体健康的报警台。很多人的手发黄，发青，似乎并不是天生的。如果手部这个黄晦不及时调整，身体会向何处发展？

陈：严重的，会导致体内的营养完全失衡。大小便的浊毒排不出去，全堵在了膀胱和大小肠里，此时如果及时清理排解，就避免了后继引发的疾病。如果仍不体会自己哪些食物不该多吃，过于燥补，可能会导致血压偏高，还可以促成尿糖、血糖攀升，若不治本，浊毒则日益加重，最后就会出现脾肾综合征，尿毒症。

田：我发现很多年轻人手掌总是湿乎乎的，严重的已经影响了工作和生活，一个电视台的编导告诉我，自己的手掌总是又冷又湿，不敢和别人握手，不敢碰同事的东西，为此已经非常苦恼，还有人说他是肾虚，这些手掌湿乎乎的年轻人身体究竟怎么了？

陈：手掌对应肺胃，手指对应肝脾。汗为气中之阴精，血中之清津。手掌冷是因为气弱阳虚。脾肺阳虚的，气机不固；胃弱的，气失和降；肝气弱的，气机郁滞，肝失条达。它们之间又是有联系的：失于和降，气机郁滞；失于条达，阳虚不固。最后导致了手掌所在的部位代谢失常，生化紊乱，又冷又湿。要想解除这种手掌又冷又湿的苦恼，建议今后别再嗜食生、冷、甜、腻的水果和饮料，不要再摧残脾肠和心肾。可以试服一个方药：白芍 15g、桂枝 12g、泽泻 12g、茯苓 12g、生地 20~30g、藿香 12g、旱莲草 12g、黄芪 20~30g、当归头 20~30g、牡蛎 20~30g 等加减。

田：任何事物的发展趋势都是有迹可查的。我们再谈谈鼻子的问题，其实生活中，鼻子的问题最常见的恐怕就是鼻炎了，而且越来越多的人似乎很容易就"获得"一个鼻炎，有些人就是一场感冒而已。而后迁延不愈甚至很难治愈。更有医生说，鼻炎慢慢发展下去势必出现哮喘……

陈：的确，患鼻炎的人越来越多了，所以需要找到真正的"凶手"，正确认识鼻炎。在临床上，我把鼻炎分成了三种：干性、湿性和脓毒性。干性和湿性皆属于过敏性，这两类鼻炎容易受感染，受到对抗性治疗更会加重，甚至积毒太过转为脓毒性。

堵在里边的，鼻黏膜发干的，属于干性。这是因为气热而致肺的津液不足，肺阴亏，患者常常觉得鼻子里干痒干痒的，甚至起血丝，鼻孔里起疣息等。

湿性的，多鼻涕，多喷嚏，鼻涕永远流不完的样子，这是浊逆上冲，鼻孔不适作喷嚏，引起鼻部的微细血管胀大，而致动静脉的毛细血管对接失常，是导致鼻孔出血或准头内起赤疹式血丝的缘由。

还有脓毒性的，常常是鼻子过敏感染引起的。打个比方，接触异味，接触猫狗就发作，这样的人常常是肺、胃皆气分偏弱的。

这个干性的，容易造成鼻衄，也就是鼻出血。这个鼻衄，不宜止血，一止，就容易起息肉。这个干性的鼻炎，一定是气热。这个气热是哪里来的？阴亏嘛，水不足了，鼻子不滋润了，对鼻子的血管保护不够。所以阴亏和气热往往是相互联系的。阴亏容易引起气热，气热又反过来烧灼着津液，恶性循环，血管壁就薄。气成了火，把鼻子里的水烧干了，毛孔就扩张，这个很麻烦的，这个血管的管道，血出来了，您一止血，气就堵在里边，中医的观点不是消极止血，您教他饮点凉水，引导热气下行，血自然会止的。如果您滥用止血药，或用冰敷，血管一收缩，这个热气要跑到其他地方去的，有时更危险。

我们的血管不是直的，是弯弯曲曲的，越微小的越弯曲。弯曲的时候，比方说您看看小管子，您吹了气，它就直了，管就变薄了嘛，如果气不热了，它就冷却了，管子就弯回来了。

正确的治疗应该是益阴下气，清热凉血，泄浊毒，酌情加一些能够促使血管收束的红茜根、侧柏叶和牛膝等，疗效显著，且无副伤害。

这个湿性的呢？是营液失正。营液，即营养、滋润组织器官的液体，失正可以是运化失常，可以因思虑或寒凉伤脾，导致脾气虚弱或者脾为湿困，或者胃口过旺致食饮倍增、营养过剩，最终导致湿饮，可成鼻涕，变为流涕等疾病。

值得注意的是，很多人的鼻炎，湿性和干性是杂合的。在干性之前，大多是湿性的，治疗不当了，浊气一上来，烘烘地发热，就变成干性的鼻炎了。

田：鼻炎严重困扰着很多人。有些人就是总也治不好。谈到这里，出现了一个关键词：营养过剩。就是体内的浊毒，这个浊毒难道就是营养过剩导致的？

陈：这个浊毒怎么来的？浊毒其实就是消化吸收、排泄不平衡后，留在体内的有损于健康的液体、气体及其混合物的统称。

鼻炎乱用抗生素，浊毒排不出去，都堵在身体里边了。就像一堆牛粪，里边发酵着，烘烘地冒着浊热之气。这个浊毒，常常堵在大肠和膀胱这两个地方，大肠负责排大便，膀胱负责排小便。如果这两个地方的毒不解，肺胃就好不了，这个浊热之气一直严重影响着肺的功能，鼻子就会呼呼地冒着热气，发干。

这个膀胱的毒不解，严重的还会影响肝肾。我在临床上就发现很多肝病的患者，其实都是小便先出了问题。所以现代医学既往的化验不是检查血液，而是小便。小便失正，就要影响肝脏，肝脏一定会生病的。母病及子，膀胱属水，肝属木，水生木，母亲生了病，子也受到了影响了。

还有一个常见的错误治疗，就是感冒。很多感冒其实不是感冒，不是风寒引起的，而是体内有了浊毒，影响了鼻和咽喉，引起鼻炎、咽炎。您当作感冒治了，浊气上来了，全堵在了肺里，就伤了肺。

田：很多人得了鼻炎，都以为是感冒的后遗症。其实这个感冒在中医里面，有其严格的理念，不是所有的流鼻涕、头疼都是感冒，因为这个感冒，一定有一个特别的前提："冒"——一定要头昏冒眩的。

陈：对。有些人根本不是感冒，就是大肠和膀胱有了浊毒，逆冲上来了，堵在胸肺里了，就容易产生鼻炎。这个浊毒，用错药了可以引起，饮食过量了，营养过量了，脾胃没有运化好也会引起。鼻炎治错了，脸上就长青春痘，长疮，脓都发了出来，形成了一个个脓坑，就像火山爆发时的火山口。

这个鼻炎，中小学生特别多。在女性而言，她的小便或白带也一定是偏浊的。

田：白带也一定是浊的？怎么理解这个浊？

有位女读者曾给我来信，说自己每月的经期，大量的白带随经血外排，有时感觉白带比经血还多，平时白带多，清稀，问说这是不是脾虚导致的湿浊多？

陈：是的，因为脾主运化。如果脾肺气虚，脾为湿困，或过思伤脾，都会引起消化吸收的失正。在脾肺气虚的情况下，如果滥于食饮，多吃了高蛋白、高脂肪、甜腻的食品，因过剩而无法吸收、无力转化为精血的"营养液"浊逆在胸肺、咽喉，就成为痰、涕；停留在胃肠，就成为湿饮；下注于少腹，则成为尿浊或白带异常。

田：要说明的是，风寒或风热感冒引起的感冒、流鼻涕，和体内有了浊毒上冲有什么不同？

陈：就是刚才您谈到的，这个外邪引起的感冒，一定头昏冒眩的，这是它们最大的区别。您用手拍一拍脖子后边，风池穴的位置，风池，顾名思义，风的一个大池子，这里是外邪最先进入人体的地方之一，您轻轻地拍一拍，感觉冒风、冒寒气的就是外感风寒，冒热多是外感风热或伤暑。

鼻炎患者的头晕集中表现在两眉之间的印堂及其上方。鼻炎患者因浊热而致的发热是低热，恶风、恶寒反而不明显。

这样辨证清楚了，我在临床上，90%的情况都能达到一个比较好的效果，但是有很多慢性的鼻炎不是一两副药就能治好的，疗程会比较长，但效果是远远超出一般治疗的。

田：还是排毒。通过膀胱和大肠化排。

陈：很重要的。还有一个问题也同样重要。治疗过程当中，不配合忌口不行，稍微好一些，又乱吃，好不容易清理出去一些垃圾，新的垃圾一下就把它填上，甚至漫了出来。

还有一种情况，现在很多年轻人的鼻炎，其实是他的生物钟乱掉了，人的正气、宗气这些人体内正义的力量消耗得多了，肺胃排解浊毒的功能就不行了，受损了嘛。因为鼻子与肺胃之气间是密切对应的。

田：如果我们把鼻炎比喻成"洪水上逆"，那么，请我们记住肺胃才是"治水"的源头。

治鼻炎，自制保和丸、川贝散、化湿丸

田：那么，得了鼻炎的人，除了忌口之外，自己能够选择怎样的治疗用药？

陈：一般的中成药是解不了这些浊毒的。现在的中成药，改变了传统的工艺，很多应该蜜制的，都没有蜜制，这就很不好了嘛。蜂蜜为百花所酿造，经熬制后，性温平，能润五脏、调和百药，且防止药材的气味散失，保住药物的疗效。没有蜜制的中成药是不行的。现在恐怕假蜂蜜太多了。

像鼻炎，要用保和丸，自己用蜂蜜做成一丸一丸的，效果很好。咳嗽的鼻炎，就是浊毒影响到上焦的肺了，川贝散很好用，这个是有成药的，一小瓶装的，大人每餐饭后吃一瓶，小孩吃半瓶就够了。

还有一个是化湿丸，它专理中焦和下焦的浊毒，把大肠膀胱里边脾胃吸收不了的湿毒都排出去。就是针对一些湿性鼻炎的。有些人喜欢吃些泻药，泻药不成的。吃多了，胃肠的黏膜就薄掉了，排是排出去了，可吸收的功能也被破坏了，不行的，中医不应该这样治疗湿性鼻炎的。

自制保和丸

〔材料〕山楂（焦）300g，六神曲（炒）100g，半夏（制）100g，茯苓100g，陈皮 50g，连翘 50g，莱菔子（炒）50g，麦芽（炒）50g，白豆蔻 30g。

〔制作方法〕①以上九味，粉成细粉，过筛备用；②炼蜜：称取一定量的蜂蜜于蒸发皿中，加热至沸，继续炼制成黏稠状，捞去漂浮的泡沫，至略带光泽即可；③按每100g粉末加炼蜜125~155g计算，共需 1038~1287g 蜂蜜，合药时，蜂蜜要趁热（60℃左右）加入，充分和匀，能随意捏塑即可。④制丸：搓条，粗细要一致，表面光滑，再分制成大蜜丸即可，每丸大约重 9g。

〔作用〕清理中焦的食积，消食，导滞。

〔用量〕口服，每次吃 1~2 丸，一天早晚 2 次。小儿酌减。

自制川贝散

〔材料〕川贝母 300g，炒苏子 100g，前胡 50g，陈皮 50g，杏仁 100g，甘草 30 g。

〔制作方法〕上药共轧为细粉，和匀，过 80~100 目细罗，用瓷瓶盛装。或和熟蜂蜜为丸，每丸重 8~9 克。

〔作用〕顺气化痰止咳。肥人尿短虚湿者，用白花蛇舌草 30~50g 煎汤送服。瘦人血赤红者，用生地 30g、白茅根 30g 煎汤送服。干咳少痰者，用百合30~50g、降香 12~20g 煎汤送服。

〔用量〕散剂成人每次服 4~6 克，丸剂每次服 1 丸。可以于饭前半小时或饭后半小时左右服。宜忌口鱼腥、生冷甜腻食品。

自制化湿丸

〔材料〕醋柴胡 10g，青皮 12g（炒），炙香附 20g，炒槐花 20g，藿香梗12g，厚朴 12g（紫老），新会陈皮 12g，苍术 12g（炒），黄柏 6g，大黄 10g，白茯苓 20g，广砂仁 10g，炒谷芽 20g，木香 10g，东山楂 30g（肉），枳实 12g（炒），土牛膝 12g。（以上为每剂药量，可依比例增添剂量，以制药丸。）

〔制作方法〕同上丸药作法。

〔作用〕清除中下焦的湿毒，缓解湿性鼻炎。

〔用量〕早晚餐前半小时或饭后一小时服，以生地 30g、侧柏叶 15g 和白茅根 10g 煎汤送服。

10. 耳垂能告诉我们是否肾虚

| 田原笔记 |

和陈胜征谈了很多，内心有些许感慨。这么多的疾病，又有哪一种不是我们生活方式的写照呢？多付出，少索取一直是中华民族的美好传统。如果把这个美好的传统仅仅看作是修养的话，我觉得不如直接把它当作生活方式，更接近生活的"吃"文化。而我们现在的饮食真是付出少，索取多了。导致身体疾病丛生，必然也会带来心理的失常，我一直觉得贪吃可能也是一种贪婪吧。从我做起吧，从每天少吃一些山珍海味、肥甘、生冷的食物开始，从每天少吃一顿饭开始。

其实我们纵观中国历史，总有一些人厌离物质世界，而着意于道德层面或精神世界的追求，他们是那样喜欢简朴的生活，喜欢高山流水而不是名利红尘。他们更喜欢内化自己的精神，而拒绝外化。表面上看他们似乎与时代有隔，但实际上这些人却使我们心生敬仰。

再谈耳朵。

如一尊卧佛，左右在我们的头面两侧，正好和脸上中停的区域平行。

民间有说法：耳珠大，有福气。我们看到一些身康体健的长寿之人，确实有着大大的耳垂，比如说张学良将军。古代前往西域取经的唐僧，在画像上也有一双大耳垂。

除了耳和福气之间这种结论式的说法，还有一个"修福"之说，一个人心量大，为善为良，就会积得福报，即使原来耳垂不大，也会随着年龄的增长有所增大，"耳象"日佳。

田：千人千象，不过这个耳朵的确很有意思，有人的耳朵真是大耳垂肩。在我们身边，那些耳珠大的人，也未必全然无疾呀。对于那些口口相传的关于耳朵的民谚，我们应该怎样理解它的内涵，同时又保持较为客观的态度呢？

陈："肾开窍于耳"，这个耳珠，从中医的角度来说，是对应于人体里的藏精纳髓之处，就是生殖系统中的男子之睾丸、女子之卵巢及各自的头脑嘛！一个主生殖，一个主智慧。所以说，其所收藏的是肾气，身体里边最精华的东西，很重要啊。打个比方，一些好色之人，房室过度了，或者从小手淫，他空耗肾的精气，肾气是不会收藏得很好的，这个人的耳珠就会很小，或者变小。

从全息的理论来讲，人的这个耳珠确实是会逐渐变大或弱缩的。世人都说耳珠又大又圆润是福相，也是对的。修心了，节欲了，您的耳珠就慢慢长起来了，一些早晚坚持捻耳珠的法师就是这样的，很多人以为他们生来耳珠就大，其实不完全是这样的。

生活中有许多人自我折磨，耗着精气，心不能放平缓，精髓得不到合理的护养，寿命就要受影响，这样生活着，即使长耳朵也是不管用的。因此，不宜放松对健康的关注，须知身体的健康才是人生最宝贵的财富，并非金钱可以买到的。

田：殚精竭虑是养生的大忌。《黄帝内经》中所言的"肾"为作强之官，主伎巧能力的大小。大家知道肾开窍于耳，如何在现有的条件下保护自己的肾脏呢？

陈：肾，其华在发、在齿，其窍在耳，是封藏之本，精之所处。即，肾具有隐藏先天之精，融合后天之精，营造生命、生殖之精等职能，它有如人体内的大海，具有调济、润泽五脏六腑的职能；所以说要修心养性、节欲守神，注意保护肾的封藏之职能，才能保持健康长寿的身体。

田：我们可以在谈下停的时候慢慢来理解肾的功能。

陈：好的。

11. 阳气在颧骨上升落

田：我们谈谈颧骨。前边说过，脸上有五座大山，左颧对应于肝，为东岳泰山，右颧对应于肺，为西岳华山。

陈：左右者，阴阳之道路也。在中医里，左右有着特殊的含义，人体的左右怎么分？不知大家是否观察过，我们从前的宅院，无论是北方的四合院，还是南方的土楼，它们的坐向和方位是怎样的一种规律——坐北朝南。

南边，在我们北回归线以北的地区来看，是太阳升起后最先暖和的地方，四合院的大门面对着南方，每天出门的时候，迎面扑来的，就是暖洋洋的阳光。人也一样，面朝南，则背朝向了北，人的左手边，是朝阳升起的地方，人的右手边，是夕阳落下的地方。人和房子，就形成了坐北朝南、左东右西的格局。在人体内，气的运行，也暗合这样的"天道"，左边是东，是太阳升起的地方，也是人体正气升起的地方；右边为西，是太阳落下的地方，也是人体收藏的方位。早晨，太阳从东方升起，人体的阳气也出来，人开始变得活跃，到了下午，太阳西落，人的阳气渐渐收藏了起来。

而在人体内，是什么负责了人体阳气的生发与收藏？那就是我们的肝与肺。在人体里，肝主阳气的生发，对应一天之中的早晨，太阳从东方升，也对应一年之中的春天，万物复苏；肺主阳气的收藏，对应一天之中的下午，太阳西落，也对应一年之中的秋天，是身体丰收的季节。

田：所谓天人合一，便是太阳的东升西落，也形成了人体阳气升与降的规律。身体东升西降的气机，会表现在左右两侧颧骨上？但是如何观察得到呢？

陈：仔细观察会有所发现。打个比方，我们常说，一个人的脸色红润有光泽，这个人身体一定很好，但这有个前提条件，红润而不胀热，这样的红才是好的。总体来说，两颧出现潮热和绯红色，说明什么，说明本该降的肺气降不下去，为什么？还是那个原因，浊毒湿蕴之火上窜到了胸肺。

有时候，这种上窜胸肺的浊毒，会成疹毒、粟粒样或赤小豆样，从两颧的位置发出来，如果误治或失治，可以引起瘀浊合杂、肿结于内，呈紫青色。如果形成盘状的疮毒，就好像火山爆发之后，形成的周围突起、中间低陷的样子。这说明什么？体内伏着的瘀脂浊毒处于蓄势待发期。这时千万记住，不能用药膏把发出的毒疮压回去，因为这会使得浊毒进入到血液里面。那样一来，浊毒就会更加深藏，表面看来，皮肤会变得粗糙，肌肉会发生变形。

田：就是说我们不能把报警的当成了敌人，对身体的任何蛛丝马迹都要认知清楚。

陈：对，这很重要。曾经有一位女患者，40多岁，因为得了尿道炎和宫颈炎，子宫变得肥大，月经一来就是很长的时间。后来到了深圳某医院，医院建议做个清宫止血的小手术，她觉得没什么危险，就做了。可是做完了之后，药物过敏了，皮肤开始出现一些红红的疹子，风一吹，或轻轻一挠，疹子就会起来一大片。可一痒就想抓，一抓更痒，还总有一种隔靴搔痒的感觉，直到皮都抓得破了。

后来实在受不了，就到广州的医院求治，一连跑了许多家，不但没治好，还继发感染上了梅毒。荨麻疹及梅毒恶疮一同发了出来，从四肢向胸部、腹部和头面扩散，全身的皮肤无处不发，脚趾和趾间全都溃烂了。

单位的领导见她这副模样，不敢再用她，一是怕影响单位的形象，二也怕她传染给了同事，于是把她辞退了。她的一个同事见她如此痛苦，介绍给我调治。到我这，我让她做的第一件事，就是完全停止所有外用药和内服药，她答应了下来。治了大约一年的时间，终于把她体内的荨麻疹和梅毒恶疮排解干净，后来又追踪了三年的时间，没再发过。

田： 在这里公布一下方子吧。估计很多看书的医者很想知道，参考一下。

◆ 首诊处方主药（2006.10.27）

大黄 10g、桃仁 12g、赤芍 15g、双牛膝（土牛膝、怀牛膝）各 12g，

苦参 12g、甘草 6g、地骨皮 15g、前胡 12g，

蒲黄 10g、田七 10g、连翘 15g、蛇蜕 8g，

土茯苓 20g、当归 15g、白鲜皮 12g、土荆皮 15g，

薄荷 10g、荆芥穗 10g。

×5 剂

◆ 此后的复诊日期是：

二诊（12.12），三诊（2007.1.21），四诊（2.20），五诊（3.17）复取 10 剂，六诊（5.7），6 月 7 日复取 10 剂，七诊（7.28），8 月 20 日复取 10 剂。服完上述 7 诊之方复取的 10

包药后，患者来电话告知，头面及全身的皮肤恶疾都已被化解排除，且已经获准返回原单位上班。

◆ 八诊（11.28）：主诉痊愈后已有近两个月时间，不仅皮肤诸疾无再反复，而且近两个月来，月经及白带亦已趋于正常。两年后回访患者，恶疾并无再发。

女人两颧红赤，饮食定要清淡

田：常常有一些人，会感觉整个人处于一种"膨胀"的状态，脸胀，手胀，有的时候走一走，运动一下就好了。有时候却会持续很长时间，甚至整个胸腔也胀满了起来。这种胀，是不是您说的那种浊气的逆冲？或者伤于饮食？

陈：身体的气机失调了，乱了。下边的浊毒，没有化排干净，积在了下边，也就是现代医学所说的营养过剩啊。绝对不是缺乏营养，而是气机紊乱，最主要的原因是伤食，多余的营养变成了浊毒，另一个原因是气郁，这个郁闷常常是自我造成的。

曾经有一个性格外向的女人，看上去人有些虚胖。她的先生却是一个非常内向的人，喜欢静，不爱说话，这个女人的家庭生活就特别压抑。这个女人呢，很操心的。对家人，对事业都是，想得太多，又压抑着自己，身体就容易发胀。其实就是气机不畅。当然事业很重要，有一定的名利很好。但是，对于一个女人来说，什么才是最幸福的人生？其实是和家人、孩子的沟通，就是血缘亲密，那才是女人的幸福嘛。

对于她来说，我就建议她不要吃太多的东西，吃多了脾胃就不好。高营养的东西吃多了，吃杂了，容易影响其他脏器的运作，气机就乱了。

田：气机不畅通常被很多人忽略，我理解类似于体内的"堵车"，是应有的秩序乱了，或者哪里出现了刮蹭，这个时候少添加营养就是最好的治疗。

陈：对了。刚才有一个人给我打电话，她是建委的副主任，才 40 多岁，月经闭住了，去哪里看都看不好。她也是女强人，她的病就很麻烦，先是月经闭住了，调理之后，月经通了下来，但是白带还堵在里面，她的两颧红赤得明显，她总是心烦意乱，暴躁，很痛苦的。像她这样，必须得调理膀胱、大小肠，这非常关键。人体内的膀胱和大肠，是负责向外排解的；脾脏和小肠，是负责吸收的。如果您排解不好，就影响营养的吸收；吸收不好，气血失常了，排解就缺少气力，它就容易形成浊毒，又影响营养的吸收，就这样恶性循环。要解决这个矛盾，关键就在于排解，一定要先排解好，膀胱和大肠兼顾着调理，才能解开这个结。

人体的膀胱，就像是一个池子，一方面它把有用的水汽蒸腾起来，向上传输，滋润肺和肾，还有头面的皮肤和孔窍。另一方面是将身体的废水排出体外。

大肠的功能是往下排废物和废气，肺与大肠相表里，它们就像肺家族的两兄弟，它们的基因是一样的，组成它们的粒子是相同的，只是一个主外，大肠负责清扫体内的垃圾出去；一个主内，肺负责将吸进来的清新空气运送到全身，在毛细血管的伞端，将从食物中吸收来的营养充分氧化成血液。只有大肠通畅了，肺的氧化功能才能运转正常。

所以说，这个大肠是保肺的，"肺和大肠相表里"，就要这样理解。膀胱是保肾和肝的，还润肺。排出的通道顺畅了，营养进入体内的渠道才顺利，否则，身体就很辛苦。

田：　"肺和大肠相表里"这句话应该牢记。那么，如何感觉小便的异常？

陈：　实际上不用感觉小便如何，在临床上一看就知道了。触摸下肢的皮肤，冷不冷，如果冷，再看下眼睑，也就是眼睛的下边眼袋的位置，如果胀坠的，膀胱一定没排干净。

腿凉呢，是这样来理解的：如果他感觉里边热，外边凉，这种凉呢，就是正常的。如果是一种透骨的凉，那就不好。皮肉可以凉，但里边一定要热的。里边凉就辛苦了，就是肾阳虚了，肾主骨嘛，一定是这样的。

田： 我们来描述这个人：眉毛淡少，又很爱操劳，饮食不清淡，手和脸容易胀满，这样的人大肠和膀胱就有了积毒，腿就会发出一种透骨的凉意，眼袋还会坠胀……只要把大肠和膀胱的毒排出体外，这些症状就会消失？

陈： 对。人是一个恒动的整体，牵一发而动全身，您如果细细体会，很多是融合的，相互关联的。如果在生活中可以自助"化排"的话，可以考虑这样来做。首先要有上面的这些症状。

观察重点：口舌、上下睑胞及唇口四周的形态色泽为主要依据。眉主威仪，对应于体内的肝肺肾，因此，要了解其内涵。眉毛粗浓者，宜少食酸辣，宜清热泄浊；眉毛薄弱者，宜温补气血，疏肝健脾、益气升阳。

田： 很有意思。其实西方科学也一直在研究神秘的人体现象，有一个观点就是：人体内的信息运动以及体内外信息的交流是一种客观的存在。生命的所有活动都是在信息指导下进行的。没有了信息的交流就没有了生命的活动。

肠子里也会刮大风

陈： 人体的静态信息与动态信息就应该这样结合来看。比如有些人常常在山根或额角出现青筋，说明什么？我们中医认为肠子里有风啊，中医叫"肠风"或瘀滞。有时候您吃东西，可能不会拉肚子，但是能够听到肠子在叽里咕噜地叫，这就是肠风啊。这样的人，一吃不好的东西，风动得厉害，肚子就痛啊，不痛的时候，肚子常常发胀，感觉有股气堵着。这个肠风内动，常常要影响眼睛的，眼睛会发花。

田： 体内有肠风，这个风从哪里来的？

陈：肝肾不稳定嘛，它就会生风。这个青，就是肝的颜色。宇宙间青色的粒子是入肝的，"肝苦急"，肝最怕的就是体内的气急，气一急，进入到肝的粒子就逸了出来，显现出青的颜色。

为什么体内的气会急？体内有了浊毒嘛，堵在了下焦的位置，发酵着，浊气上逆。这个浊毒呢，要首先影响肾和肝，一定这样的。慢慢吃点中药，把这些东西都化排掉，这里的青筋消了，肠风就好了。

对具有这种肠风内动者，西医常诊断为慢性胃肠炎或慢性结肠炎。中医亦可诊断为脾虚肠滞或气弱肠滞，治疗此类疾病，川黄连、白头翁、竹茹、防风必须用上。或选钩藤、防风、薄荷、柴胡、六神曲、莱菔子、旱莲草、白豆蔻等。

田：重温一下，上停对应心和肺，中停对应的是肝、脾、胃。下停，包括了人中，上下唇，下唇下边的凹陷——颏的部位，以及下巴的位置，这里主要体现了人体肾和生殖的能力。

— 认识下停 —

12. 下停为何爆发"小火山"

田：回顾一下，中停，最重要是鼻子的部位。而人中是上下交替的地方，它对应体内的小肠。小肠就是身体中下焦交会的地方。我们现在来看下停，这个区域也可以看到身体内部的一些异常现象。

陈：下停呢，从鼻子以下一直到下巴的位置，原则上是对应下焦的，下焦有问题时，这里可以看到一些异常现象。

比如说用错了药，或者身体内有其他创伤。打个比方，身体下边的浊毒，就是女人经带的毒、男人前列腺的毒没有外排，被遏住了，就可以逆传到脸部下停的位置，在这里长出东西。打个比方，临床上有很多人在这个区域长出了鱼卵样的小点点，有的会从里边发出来，像火山爆发时的火山口，向外排着脓毒，甚至有的变硬结痂，像长出了一层树皮，向外渗脓和血。不能碰，很疼。

另一个方面呢，人体的下焦，范围很广的，包括肾、膀胱、大肠、阴道这些向下、向外排泄的器官，还包括人体的生殖系统。一个人的生殖能力是否会出现问题，男人是否容易不育，女人是否容易不孕，都可以在下停这里找到证据。

田：下停也是人体生殖系统的全息图。

陈：但是这个生殖能力是多方面综合来看的，卧蚕、人中、耳珠，这三个地方是一定要看的。卧蚕我们刚才说过，卧蚕的地方弱陷且偏黄晦的，生殖能力一定弱。男性女性都可以这样来看。人体很神奇的，但是对于我们中医来说，最好的全息图是头面和舌头。您用眼睛一看，就知道哪里出了问题，因为头面和舌象气血反映得最为集中，也相对稳定。

肾脏的这个生殖能力，光看卧蚕、人中、耳珠有时还不行，再结合看舌象，看舌根的位置。舌根和它的两侧，也对应我们身体的下焦。我们要不断强调一点：如果舌根的部位肥大、舌苔很厚，或者还长出了乳头样的点点，或者发出了蘑菇样的毒疮，结合人中、嘴唇、下巴颏位或者卧蚕的地方也长出了这样的点点或者毒疮，那么这个人下焦有积毒是一定的了。男人的大肠或前列腺就一定会出问题，要么肥大，要么也长了这样的毒疮。女人的子宫、卵巢里面就会有没排干净的浊毒，聚在了下焦的位置。长期这样下去，是要影响生育能力的。男人的精液就会很稠，精子的活力会降低；女人的浊毒堵在了子宫、卵巢的位置，精子进不去，卵子出不来，就容易不孕，这个病理是一定的。女人的下焦浊毒还会以子宫肥厚、肌瘤或囊肿的形式表现出来。

田： 女人子宫和卵巢里面的浊毒为什么排不净？如何判断自己是否排除干净了？什么是正常和不正常？男人的前列腺也有浊毒？男人怎样判断自己的小便是否有力量？

陈： 比如，有的女人经常没有白带，有的女人在一个时期内白带反倒很多，还有颜色的改变等，这些都可以视为生理失常的不健康现象。因为白带是由阴道、宫颈及前庭大腺分泌的透明液，具有濡润、保护作用，健康女性在排卵期间、有性爱及性冲动过程中，会出现白带量上的增多，可以给女性带来缥缈与追求拥抱等感受。

如果白带分泌过度，会令人迷惘、神思恍惚……为什么会这样呢？多由于误治或失于调治引起了白带滞阻于阴道，导致带下颜色较黄赤。如涕如脓或带血红者，也可起于气滞湿郁，也可起于乱性引起的霉菌或衣原体、支原体感染性疾病，这个时候，就适宜及早向外排解，否则可以导致宫颈或子宫的癌症性疾病，或者引起中医所说的"狐惑"等幻觉性精神错乱疾病。宜戒口食饮、节制房事等。治疗原则为扶正祛邪、益气逐浊、化痰逐瘀，或温清脾肾、降解瘀脂等。

有些女人由于这些问题没有解决，日久可发展为性冷淡，也可发生宫颈炎，甚至子宫肥大积毒或萎缩等。

田： 此时清淡饮食也是尤为重要的。同时可以使用一些穴位和经络调理？或者简单的自助草药食疗？

陈： 经络而言，宜侧重于调节任脉、督脉、带脉。睡前、醒后练练气沉丹田（脐下三寸）。

食疗的话，白带稀少的人，可以炖当归生姜羊肉汤，或者睡前吃点白艾煮鸡蛋；

白带偏多，有异味或阴痒的人，用二妙散合逍遥散，或黄芪、白花蛇舌草、苦参、土茯苓、鸡冠花、郁李仁、合欢皮煎汤来喝。

田：好，多谢了！我们谈了这么多，对于您来说，无论什么病，坚定不移的原则就是：死保肺胃、清理胱肠。就是说，我们要知道：肺脏需要什么营养？脾胃怎么保护？膀胱、大小肠怎样清理化排？这些角度，在大家平时的生活中如何做到？

陈：死保肺胃和清理胱肠是相辅相成的，可以说，"死保肺胃"是目的，"清理胱肠"是手段。下焦，特别是膀胱和大肠的伏湿如果得不到清理，浊气一直熏腾，上边的肺胃怎能得到确保呢！

这些细碎的问题真是一言难尽，主要还应该自我体会身体的需要。如马、牛、鸡、鸭，各有所宜，气分强弱，亦各有牵制。所以大家在平时的生活中要注意观察自己的身体变化，最重要的，时刻记住中医思维里的"阴平阳秘，恬愉为务"，简单说，就是务求吃饮与劳作要收支平衡，恰到好处，使口舌及灵与肉的享受无过分之嫌。

13. 舌头变红、变淡、变胖、变瘦的秘密

| 田原笔记 |

许多人对身体的胖瘦十分敏感，却从未关注过舌头的胖瘦；许多人常常感叹青春的流逝，却鲜有人发现舌头也会老去。

直到有一天，身体出现了问题，中医大夫让您伸出舌头时，您才顺着医生的思路，发现舌头变胖了，被牙齿压出了一圈齿痕，发现舌头长出了厚厚的一层"草"，发现舌头变了色，跟番茄酱似的……

曾经的那个鲜活灵巧的舌头哪儿去了呢？

其实，舌头每天都在实时播放身体内的一些变化，只要我们留心观察，就能防微杜渐，避免生命过早地干涸。

田："人体之有舌苔，犹如井壁之有青苔。苔者，多生于水湿之气"，说得真好！说起来也很有意思，每个人都关心自己的身体，观察脸色，体会胖瘦，也会留心自己的情绪等等。就是极少有人关心自己的舌头啊。全世界恐怕只有中国的中医大夫才会让您伸出舌头看一看。因为在这里最能发现您来自身体的重要情报。

陈：《黄帝内经》里边有一句话："形不足者，温之以气；精不足者，补之以味。"说明古代医家看人，要看他的形体胖与瘦，其中一定包括了看舌象。因为这个舌象在中医里面非常重要。生活中大家要学一些这样的知识，可以照顾自己一下。比如随身带一个小镜子，养成经常观察舌象的好习惯。

正常人的舌，宽和长的比例约为 3：5，这样的比例最理想，平伸，微翘或微下压都没关系。

观舌与观面相比，有一个优势，就是能够实时观察人体内"气"和"水液"的变化。这是因为形体的胖瘦和身体里"气"的运行状态很有关系，如果气运动得快，水液就容易耗散，形体就容易消瘦，否则体内容易因热成瘀；如果气运动得慢，就容易生虚湿，体内就容易有一些多余的东西聚集，动力不够了嘛，人就容易发胖。

气和水液又是什么关系呢？

田：中医人看病，总会说这样的话，什么气血不足，气虚血亏啦等等，就是说气血总是相提并论的。

陈：实际上，气和血的结合也是有一个过程的，而血，就是身体里的一种水液。气从哪儿来？肺和肾。"肺主气司呼吸"，天地之气从肺吸了进来；"肾主纳气"，肾就像一个存气罐，气都保存了下来。前面也说到了，这个肺和脾、肾、小肠是相互配合的：脾将小肠吸收进来的食物中的精微物质，散播到了全身，渗润着全身的肌肤，这些精微物质最初只是一种乳白色略带黄色的"营液"；当"营液"到了毛细血管的末端，肺吸进来的氧气开始发挥作用，将"营液"氧化成红色的血，也就成了名副其实的"气血"。如果哪个环节出现问题，通道瘀滞了，气血就容易不足。

这个精、气、血、津、液，几大系统相互联系，又有所不同，把整个过程穿起来，才容易理解的。

打个比方，人就像一个杯子，杯子里装满了水，首先得把这水一分为二，一种叫做津液，一种叫做血液。它俩影响着我们舌头的胖瘦与青春。

田：它们究竟发生了怎样的变化呢？现在我们拿个玻璃杯，做个小小的试验：杯子里边倒了半杯白水，您拿一瓶红色墨水倒进去，这杯水变红了。

如果加进的红墨水的量不变，您想让水更红，怎么办？把水减少，您可以拿火将水烧开，水蒸腾了，墨水的浓度也就变大了；如果想让浓度变小，我们可以往杯子里加水，红色慢慢会变淡。

陈：比如人就是这只杯子，杯子有大有小，人有胖有瘦，胖的人，容积大些，既可以容下更多的"水"，也可以容下更多的"红墨"。

为什么要分白水和红墨水？因为它们来自不同的地方，它们的变化，反映着身体不同的问题。身体里的"白水"从何而来？"大肠主津，小肠主液"，津和液，是我们的大小肠吸收来的。血液的本质则是脾化生的一种"营液"。

田：问题是从舌头怎么看出来气、血、津、液的变化呢？

陈：一看形态，二看颜色，三看濡润度。这三个指征是综合的。

舌头又瘦又红的，明显津液不足，津虚，体内的水不够了。

津液多了会怎样？舌头颜色变淡了，但水也更满了，舌头就变胖了。

颜色发淡，是血液不足，就是血虚，得到气的氧化不够，也就是营养物质氧化不足。出现了这样的情况，一定要小心，体内容易产生多余的痰，血脂容易偏高，女人的带下还会出现异常。如果红色的营养物质过多，体内氧化太过会怎样？舌头变成了一种赤红色，但舌头不怎么变胖。

田：这便是舌头变红、变淡、变胖、变瘦的秘密所在。一杯水的比喻还是很好理解的。

陈：关键是通过调理气、血、津、液的分量和动态，使得津液和血液的总量和它俩之间的比例刚刚好。

比方说津液不足，体内的水液不够了，津亏得不行了，您想，用水冲一冲，不就淡了嘛。可是这个冲淡，要分五脏的，因为每一脏器加水的方法是不同的。怎么看出是哪一脏的津液不足呢？五脏各有各外在的一面"镜子"。

心阴虚了，是舌干，心悸，头额晦赤，小便的颜色偏深，严重时舌颤、指掌冷且有汗，排便时有明显的热感。这个时候就要用养心阴、养心血、安心神的药来组方。如：麦冬、灯心草、大枣、茯神、龙眼肉、生地、当归头、人参、黄芪、白芍、桂枝和五味子等。

田：我们说两个层面的问题，治疗可以这样，大家自己养生呢？饮食怎样注意一些？

陈：肺阴虚时，肌肤会出现干裂，毛发枯焦，经常性便秘；这个时候就要用百合、沙参或黄芪和人参等。饮食的话就要注意食用一些白色润肺的东西，比如淮山药、白芍、白果、白眉豆、薏苡仁、白木耳、大米和小麦等。

脾阴虚时，嘴唇往往是干裂的，因为脾主肉，阴虚了，肌肉就长不丰满，小腿时不时会抽搐；这个时候就要用养脾阴、益脾气兼疏肝的药来组方，如淮山药、黄精、白术、黄芪、柴胡、葛根、佩兰、白芍、白豆蔻、人参须等。饮食的话就要注意少吃或不吃耗气伤阴，以及能够引起肝气过旺的食物，如烧烤类、腌鱼生及味道过酸的果酱类。

肝阴虚时，是指甲干皱，筋失了滋润，就不耐劳作，四肢偏弱；这个时候就要用滋肝阴、理肝气的药物组方，如山茱萸、生地、熟地、白芍、当归头、鳖甲、鸡血藤、女贞子、紫苏梗、香附等。饮食的话就要注意少吃燥肝窍阴的食物，如川椒、八角、小茴香，适宜吃的有粳米、葵菜、大枣和牛肉等。

肾阴虚则看牙齿，牙齿发干，身体里边的骨头缺乏濡润，发枯。再一个，尿变得又短又少，腰部常常会感到发困，活动起来就像一个长年缺油的滚轴，发涩，在脸上也会表现出来，眼角的鱼尾这一个位置，会稍稍陷下去，显示气血弱了、亏了。这个时候就要用玄参、生地、杜仲、巴戟天或鳖甲、龟板、补骨脂等。饮食的话就要注意不可多吃强阳泄阴之品，如附子、肉桂、仙茅、小茴香。宜吃些鸡肉、桃果、芡实、黑豆、赤小豆、白眉豆等。

胖舌头，瘦舌头

田：如此说来，看人在外形上的胖瘦，不如看舌象。也许胖人并没有看上去的那么 "有料"，瘦人也并非极度的 "物资匮乏"。相反，胖人体内的精与气可能弱枯，瘦人的体内可能已经污水泛滥。

陈：关键看舌头。

我总结了这样一首舌诊歌：

肥人舌瘦精气枯，瘦人舌胖郁痰瘀；

人肥舌胖气郁聚，人瘦舌细阴火炽。

瘦人做事一般风风火火，性子比较急，消耗的气血多，所以不长肉，身体这个容器比较小，舌一般也比较细长。

您看瘦人得病时，常常舌头会出现红赤，两颧也红赤，说明体内津液不足了，这是瘦人正常该得的病，治起来也容易些。如果不发红，反呈现出一种白色，舌头白，面色也白，不是体内的水多了，而是营养物质的氧化缺少了力气，体内容易产生多余的营养物质，不能被机体开启利用，反而成了多余的痰、毒，甚至容易产生瘀堵，这时，舌头就胖了起来，这本是胖人该得的疾病，却让瘦人得了，治起来就困难了许多。

如果是胖人，又该是怎样？人肥舌胖，这是正常现象。胖人多气促，对营养的氧化力往往是不够的，所以体内容易多痰多湿。这些痰和湿，也像污水，把舌头撑得胖了起来。但是也不可马虎大意。因为痰和湿爱在身体里旅行，哪里有了空隙，它们就往哪里钻，舌头上相应的位置就会长出一层厚厚的苔，甚至有的时候，发了疮，出了毒，这个毒没能营养您的身体，却营养了菌毒，变成了一个个乳头样或蘑菇样的毒疮。这种毒疮如果长在舌根的部位，男人的话，是大肠和前列腺被堵得厉害；女人的话，子宫、卵巢可能有经带之毒在里边聚结，堵得多了，久了，就可能造成不孕不育。

体型胖的人，如果舌头瘦了，那就更危险了，说明体内的精和气都枯竭了，水还上不来，到达不了舌头的位置，舌头就瘦了下来。

田：所以如何养气至关重要。"人活一口气"，这句话尽管耳熟能详，到此有一个补充理解：不管胖人还是瘦人，生命的能动力完全在于气机的有力和顺畅。

红舌用赤芍、白舌白芍治

田：知道了舌头为什么红，为什么白，我们再来看一看您的用药法则。据说您常用的一对药非常有意思，那就是赤芍和白芍。

陈：对。在中医里，芍药，我们用的是它的根，主要是用来调血的。赤芍，顾名思义，这种芍药的根是红色的，白芍，这种芍药根是白的。

为什么赤芍的根是红的？当第一个中医在心里问出了这个问题的时候，赤芍的药用价值，与及它与白芍的药用区别也就被挖掘了出来。

赤芍赤，说明了什么？它很能吸收"赤色"这种火的颜色。芍药本身是入血的，赤芍能吸火，被人体吃了下去，那一定能吸收血里的火。这便是中医人的思维。

赤芍在中药里，具有清热凉血、活血散瘀之功效。如果您遇到的是红舌，那一定得用赤芍；如果是白舌呢？那就用白芍养一养血吧。白芍的作用就是养血柔肝。

舌头的色彩地图

田：中医将舌划分为舌尖、舌中、舌根和舌侧，认为舌尖属心肺，舌中属脾胃、舌根属肾，舌两侧属肝胆。但是，除去中医人，学会看自己舌象似乎很难，导致很多人耽误了自己的病情。有没有简便的"认舌"方法呢？

陈：舌头怎么看出五脏六腑的问题呢？学会"一分为三"观面的方法，看这幅舌诊图，就可以举一反三。（详见书后附图）

舌尖，如同脸部的上停，对应的是心、肺和肛门的情势；

舌中及舌的两边，和脸的中停类似，可以看出腹中脾胃和肝胆的功能的变化；

舌根，如同脸的下停，对应的是下腹部的肾和膀胱。

只要抓住了"一分为三"的方法，这张图您就不难看个明白了。

打个比方，图中5、6的位置颜色黄晦，像蒙上了一层灰，说明了什么？黄晦是湿的颜色，5为胆胃，6为脐腹和命门，5、6黄晦，说明中焦消化系统已被湿邪所困，湿邪阻于脐腹，进而将伤及腰脊和命门。

如果3、4的位置发青，说明什么？青是肝起了风的颜色，3、4发青，而这青又恰好在肝的位置上，肝风内动无疑，这个肝风，容易伤脾胃的，容易出现消化系统的紊乱。

如果舌头出现了紫黑色，说明体内太冷寒，冻得血液结瘀了；如果出现的是赤紫色呢？说明体内的津液被火烤得发瘀，有的时候舌尖会有血丝，有黑黑的瘀点。全舌呈剥象者，阴虚气弱，胃肠壁内缺少了绒毛样的保护膜；如果舌根部位表皮好像撕掉了一部分，有烂迹，不平顺，往往对应产后或清宫导致子宫内膜有受损，这与全面撕下、局部撕下、点状撕下又不同……更可怕的，就好像被挖出了一个坑样。这说明肺有溃疡了，积毒在肺里破溃了。尤其是大便的积毒，肺与大肠相表里，大肠里的浊毒通过经络影响到肺了，肺要排毒，就破溃出了个洞，表现在舌头相应的部位，也就是舌尖的位置，就出现像坑一样的剥象，就是这样相对应的，这个叫做内相外现。

中医的原理都是相通的，您明白了这些原理，就可以用同样的方法，在实践中不断地去体会、去验证它。比如高血压，我也要看他的舌头，舌质红绛，舌尖上翘，整个舌头就像番茄酱的颜色，而且额头是热的，有油光的，绝对是真性高血压。

我自己总结了一首《舌象歌》，方便记诵。

一对心肺与肛门，二对胸肺及项肩；

三四位上连肝脾，中焦居五胆胃对；

六对脐腹及腰椎，腰肾居七连肝脾；

八对睾丸生殖器，九十下焦及会阴。

田：这个舌头地图画得很好啊，大家可以随时来观察自己的舌象了。

舌淡无光又下垂，是低血压

田：前面我们把真假高血压的问题讲得很透彻，相信有缘人会读懂，因此会改变自己的认识，收获健康。那么，低血压又该从什么角度来看呢？表现在舌象上又是怎样的？

陈：打个比方，舌尖明显下垂的人，舌头没有光彩，一点血色都没有，一定血压偏低。我们中医不注重讲血压低、低到多少，或者高、高到多少，因为血压对应什么呢？是心脏功能及气血状况，舌尖下垂、颜色淡，没有光彩等，说明是气血不足，功能偏弱，那他的血压一定偏低，会发生突发性心肌缺血的。

打个比方，人体的心脏就像一台抽水机，心脏的心房、心室正常工作，犹如抽水机在抽水工作。水抽不了，说明心脏的功能坏了，原因同样也有两个，一个是血液不正常了，一个是血液供应不上，气血不足了。

田：这个比喻也很好。而心脏的跳动离不开气的鼓舞。

陈：中医之所以不注重血压计所显示的数值，是因为它所反映出的心脏功能是处于亢奋还是低弱状态，缺少对血液成分是否正常（血液中的脂肪、糖分等，直接影响着血液的黏度）、气血衰旺对心功能影响的解读。如是否气血虚弱？是否因于一时过饮烈酒、燥热引起血压飙升？或其他可以左右血压的情志、药物引起血压的异常？所以啊，我讲看血压问题要分清四点：虚实和真假。

"道可道，非常道"，这个"道"并非不好理解，它是道路轨迹，道德章程，在物理化学里面，有它的法则规律……老子的道，虽然很广义，但这个道，离不开物质的，是具有"质"的内涵的，如"道生一，一生二，二生三，三生万物"，伟哉！将物质及其整体恒动之势执简驭繁地和盘托出。为什么"可道"，因为我们可以认识物质的运动变化规律，它虽然不是一成不变的，但在相似的环境下，它有它的运动趋势、结合状态，这个我们是可以把握的。

田：所以一个血压高与低的问题足可以让一个优秀的中医大夫窥视其"道"的改变，"天人合一"，我理解天道即人道，身体内部的改变也可以有"道"可寻。

体内气乱，舌头哆嗦

田：一个小小的舌头演绎了五脏六腑的生机与生化，但是，和观面相比，虽然舌头和脸都是人体脏腑的全息图，相比较而言，似乎舌象更难把握。

陈：看久了就不难，简单的还是可以明白的。重要的是，观舌与观面相比，还有一个优势，舌头是动态的，每一个细小部位，您都能看到它细微的动态，这是观面所不能比的。

打个比方，正常人的舌怎么样？您让他伸出舌头来，他的舌尖，上可以舔到人中的位置，下可以舔到唇下方正中凹陷的地方，也就是颐颏的位置，除此之外，还能左右摆动，灵活自如。

但是有些人的舌头，您一眼看上去，就比较没力气，耷拉了下来，垂放在了下唇上，这是为什么？因为体内气的升降出现了不平衡，舌头耷拉着没有力气，说明上升的力量不够，为什么不够？因为下边的脾和肾虚了，所以上升的"气"不足。就好像从前的蒸汽机车缺了燃料，或者哪儿堵住了，蒸汽上不来，火车就缺乏了动力。这样的人，常常是腰弯了一会儿就感觉酸得不行，气上不去，还会出现头晕、耳鸣等症状。

但是有些人的舌头，不是耷拉着，您一看，特别紧张，最常见的，舌头紧张得上翘，说明向上的力量过大了。上边的心和肺，还有脑袋也容易出现问题，心烦，多梦，晚上睡不好觉。

为什么舌头会紧张着上翘？因为下焦有了伏湿，就像一堆打湿的稻草，烘烘地散发着热量，形成体内的蕴火，使体内的气往上窜，上焦的心、肺、脑袋就会受到它的伤害，心烦意乱、失眠，下边呢，尿赤浊短。

田：还有人的舌头伸出来以后，不能平稳地待着，而是有些抖动，似乎在发抖，这是为什么？

陈：简单说就是体内气乱，舌头哆嗦。体内的气机不平衡了。比如经络有堵塞的地方，这样的舌象一般表示身体有痛或者肿胀的地方。还有一些人，舌尖的部位出现了收紧的状态，舌体下垂，舌尖又上翘。这说明，心肺和小肠的气机紊乱。

打个比方，如果舌头是泥做的，您用手指头打两边一捏，就收了起来嘛，组成泥的粒子受压后就不舒展了。这个舌尖收紧，整体态势下垂，舌尖又微微往上翘起，如果在舌尖略偏内的皮膜内有一点点黄白样的脂样物，说明这个人的心包，一定有了痰邪。心包就是心脏上边覆盖着的一层黄白色的膜，痰把这层膜给裹住了。心包是干什么的？保护心脏脉管的，如果这里有痰，心脏的功能就会失常，他的心脏一定不舒服，后背也会有反应，胸背部对应心的位置会有寒冷的感觉，总感觉背上的衣服没有裹紧，像有风要进来的样子，很想穿上厚衣服挡一挡。即使冬天穿了很厚的衣服，后背总有凉凉的感觉。而且，这种人的尿酸一定偏高，下肢常有酸痛感，小便短浊，多梦，晚上睡不好觉。

田：这样的人好像不少呢，给出一个常用方子如何？

陈：这个痰蒙心包的病，用瓜蒌薤白汤或葶苈大枣泻肺汤加减，效果很好的。心包里有了痰邪，就需要薤白这种宣开的作用。心包里的痰，同样也是黏黏的，粘在了心包里边。薤白是干什么用的？温通滑利，就好像用上了去污剂，能把痰融解开来。而瓜蒌呢？它善于涤痰，就像一把高压水枪，将薤白融解出来的痰冲出体外。如果缺少了薤白的辣味，融解的作用和疗效就会大大降低，仅仅靠瓜蒌去冲洗，是怎么也冲洗不干净的。

这个瓜蒌薤白白酒汤，现在的薤白不成的，化肥栽培的，里边的肉质不坚实，气味淡而异常，不好的，就好像现在栽培的生姜、大蒜一样，不怎么辣了。原先不是化肥栽培的，小小个儿的，里边的肉质是黄色的，香辣香辣的，宣开的作用很好。

田：这些都是您的临床经验吗？

陈：（笑）一定的。

瓜蒌薤白白酒汤

〔来源〕医圣张仲景·《金匮要略》

〔组方〕瓜蒌实一枚（24g），薤白半升（12g），白酒七升（适量）

〔用法〕三味同煮，取二升，待温再服。宜依二便等状况酌加它药。

〔功用〕通阳散结，豁痰下气。症状见有胸背疼痛、痰多喘闷、气短不得卧，苔白腻而滑，脉沉弦。酌加药物可考虑蒲黄、田七、甘草、杏仁；或大黄、土牛膝、桑枝、赤芍，疗效才理想。

葶苈大枣泻肺汤

〔来源〕医圣张仲景·《金匮要略》

〔组方〕葶苈15g（熬令黄色，捣丸），大枣12枚

〔用法〕先用水600毫升煮枣剩大约400毫升，去枣，入葶苈，煮取200毫升，顿服。宜依呼吸、食饮及二便等状况酌加它药。

〔功用〕泻肺去痰，利水平喘。治胸中胀满，痰涎壅塞，喘、咳不得卧等症。

14. 红唇上演脾胃故事

| 田原笔记 |

美丽的红唇。

嘴唇分为上下两瓣，牙齿分为上下两排。人间那些美味让红唇如花朵般绽放。

女人的妆容少不得一点红唇，红唇一抹，整个人都亮堂起来，鲜活万分。

为什么红唇总能让人感受到原生态的激情？因为，它就是气血生化的源头——脾胃的外在标志。生生不息的气血由此而来，人也因而获得旺盛的生命力。

照照镜子，您的嘴唇还有多少生命的原色？

嘴唇偏红，脾火过旺

田：我发现您给患者看病，在这个脸上真是锱铢必计，不厌其烦。而您开立方药的时间，并不比看病的时间短，开出的方子您还要对着患者的脸"确认"一遍，才把方子拿给药房抓药。有些腼腆的患者被您看得有些"发毛"……

而且您开药还有个特点，每四味药组成一个小方，每一个小方针对病人某一方向的病症，重点突击。

陈：对呀。几个由四味药组成的小方子，针对气血营卫，寒热虚实，升降沉浮各有一个体系，组成了一个完整的阵容，里边既有进攻，又有防守，分工合作，共同改善病症。几个小方的组合，就像一个战斗方队，驻扎到了需要的地方……

此刻，陈胜征的诊室里新排到一位女患者，径直坐了下来。

◎ 案例现场分析·切不可误将鼻炎作外感

陈： 她这里，山根处有浊毒，一定会引起鼻炎的，会有很多鼻涕。很多人是误治了的。前段时间她咳嗽、头晕，被当作了外感，用了很多抗生素和消炎药，这个鼻炎一定是这样来的。所以鼻炎和咽炎，您不要把它当作感冒治疗，一旦采取了对抗性治疗，后面就会引起很多问题的。

我看病的时候，有些观点很重要的，一个是鼻炎误治，当作了外感；还有一个重点部位，就是看舌象，常常见到一些女同志的舌头是这样的：舌偏干瘦，带红紫色，舌尖收紧，根部偏厚浊。干瘦为阴亏，紫暗说明有瘀浊，舌尖收是肝气郁，根部厚浊主妇科有积毒。原则上，这样的女孩子月经要乱后的，为什么乱后？说明月经也堵了，导致月经发生紊乱，该来的时候没来，向后推迟了，时间还来得不长。这个还要再结合下肢，如果腿上的毛囊堵了，汗毛没长开来，还发凉，那她一定月经乱后。

田： 关于下肢的温度和触诊我们单独来谈。

陈： 好的。所以这个女人，一定是脾肠、肝的问题。您看她的舌头红，舌尖收紧呈剥象，她一定有结肠炎。舌头平伸，两侧发紫而显红绛，时收时展，有时候收，有时候展，处于一种紧张的状态。有这样的舌象呢，往往是睡眠质量不好，心烦多梦，大便也排得很辛苦，不舒服的。她的白带也是黄稠的，因为有浊毒堵在了里边。

她的嘴唇红而干裂，这种人就是脾火过旺。凡是嘴唇红的人，都是脾火过旺。脾在人体内主升，火旺了，就窜了上来，"烧干"了人体内的水液，血就变得黏稠，嘴唇就干裂。她以前一定喜欢吃香辣的，吃多了，脾火过旺。糖尿病的患者也是这样，他们往往喜欢吃甜香的东西，正因为有这样的偏爱，所以经常口渴，嘴唇红而干裂。

田：如果现在给她一个明确的诊断，是什么？鼻炎、月经失调、脾胃亢进？如何调整？女人为什么普遍会出现月经失调的问题？生活中应该注意什么？或者有什么自理的方法？

陈：唇红而干裂的人，脾火旺，如果继续贪吃燥辣的食物，就容易亢奋，这种亢奋会进一步加重口干、易饥饿。大便也不好，经常会便秘。小便也受这些燥辣食物影响，会变得红赤、浊短，这样的尿液长期熏灼尿道，又可导致尿道感染，造成阴痒，甚至性亢奋。这种亢奋很容易耗伤阴液，发展成阴虚血稠。血一稠，月经的排出会变得不畅，不畅就排不痛快、排不干净啊。经期过去以后，白带的下排也会发生内阻，继而引起子宫的肥厚和积毒。

脾火的这种旺盛其实是假象，是虚旺。所以呢，她老感觉饥，却又吃不进多少食物，因于肠滞，下腹堵住了，所以易饥又不能多纳，就会导致心烦、多梦。

治疗这一系列问题，要抓住脾阴虚、内蕴湿毒这个根本，益脾阴、润燥兼通便、疏肝化湿郁，这些症状皆可拔除。

我用来治疗这类问题有个代表方，请大家参考一下吧。

沙参 15~20g、玉竹 15~20g、生地 20~30g、麦冬 10~15g，
大黄 10~12g、全当归 15~30g、茵陈 12~15g、柴胡 10~12g，
杏仁 10~12g、甘草 6~8g、荆芥 10~12g、薄荷 10~12g，
川芎 10~12g、牛膝 10~12g、郁金 12~15g、郁李仁 10~15g。
痛经的话，加蒲黄 8~10g、五灵脂 10~12g，或加土鳖虫 8~10g、
田七 10~12g。

田：这些方药，读者们不能自己随便使用，一定要在医生的指导下完成。

嘴唇粉嫩的孩子更健康

| 田原笔记 |

　　不知家长们是否发现，那些难缠淘气的小朋友，注意力常常不容易集中，做事不踏实。您看他聪明机智，却常常虎头蛇尾。这些小孩，精力旺盛，一天到晚到处跑，推推椅子、搬搬桌子、一不小心打烂个杯子。孩子充满了好奇心，本来是件好事，可是，有些孩子您叫他不能爬太高，危险，他很听话。有些小朋友，您跟他说了几十次，不要做这个，不要做那个，他就跟没听见似的。如果用陈胜征的面诊法仔细观察，他们的嘴唇其实不是很好看。不是赤红严重，就是上边长有一些小白点点，甚至上唇瘀晦收紧，下唇肿胀外翻，噘成了小鸡屁股样。

　　田：这个章节我们专门谈一谈孩子的问题，对于孩子的养育，很多年轻的家长有误区。

　　陈：可以肯定地说，把小孩子的嘴唇调好了，性情也会好很多，他一定很听话，很会念书。如果嘴唇不好，他就会非常别扭，什么事都逆着您，管也管不来，还很"聪明"，您还说不过他。

　　孩子长身体的时候，要给他们补充蛋白质，但如果补得多了，孩子不消化，就显得有些能量过剩，他得通过不停地动来消耗这些"能量"。这些过剩的能量，孩子控制不住，注意力常常涣散，一件事情干上一两下，一下子注意力就转移到了另一件事情上，常常虎头蛇尾。

　　前面说的这些孩子，普遍缺少米面类粗蛋白，相反，蛋奶及鱼肉类蛋白却明显超出了身体所需的量，而且，还没有青鲜蔬菜来调和体质偏颇。这样下去就酿成了躁动症、抽动秽语综合征，或痰浊内阻的肥胖症。这些病近几年来发病率明显攀升，还与激素药物的泛用及转基因食品的潜在伤害不无关联。

就我的经验而言，治疗躁动和抽动秽语综合征，宜清肠化浊、宣肺降逆。可选择山楂、莱菔子、灯心草、鱼腥草、杏仁、甘草、牛膝、赤芍、火麻仁和侧柏叶这些药材组方。治疗儿童、少年的肥胖症，宜酌选大黄、桃仁、贝母、竹茹、田七、蒲黄、赤小豆、薏苡仁、海金沙、六一散、玄明粉和枳实等。

田： 到了必须治疗这个阶段了就很麻烦，根本大法在于控制好孩子的营养摄入。现在的孩子营养严重超标啊，给稚嫩的身体增加了太多的负重。

陈： 这个最重要。只要控制好营养的摄入，孩子的大便天天都能通畅地排出，不口干，小便不短浊，不再易饥，不再贪吃零食，他的嘴唇就不会再红赤，应该是一种嫩红，水润而不发干。这样的小朋友，一定能动静分明，会听家长和老师的话，会有很好的人生发展。

田： 不过还是给年轻的家长们方便一些的中成药如何？

陈： 小儿的躁动症，除了具有肉积、湿积、纳呆饱气的特点，还普遍有钙奶类过剩合过食生冷甜滞的现象，且多受到食品添加剂中所谓能促进身高、引起精神亢奋等一类具有激素性质的食品的副作用之伤害。生、青、酸的水果，小孩子也不合适吃。所以说，对患有躁动或抽动秽语综合征的孩子，不应该祈求用简单的中成药解除病症，必须通过四诊八纲的辨病识症，因人因时地依证组方发药，才能逐步见效，而且必须忌口食饮，切忌激素类药物的对抗性治疗。

中年女人，留心嘴唇的变化

田： 您这里经常有一些优秀的女人来就诊，她们操劳事业，家庭，多思多虑，亲力亲为。这样的 "女强人" 很辛苦，观察她们的牙龈和嘴唇，竟然是和孩子相反的血色惨淡、晦暗，或者发皱。这样的情况说明什么？

陈： 口唇这个地方，从位置上说，属于下停的区域，口唇不好看，身体的中下焦地带一定会有相应的问题存在。

嘴唇对应脾肠及肾气，而女人的嘴唇还对应下面的阴户。

对于女人来说，月经、白带出了问题，都可以从口唇这个地方表现出来。比如刚才的这个女人，牙龈和嘴唇色淡，说明什么？淡，是人体脾肠气弱，血虚，也就是血红蛋白浓度偏低的表现，月经也一定淡，排的时候还没力气，所以往往来月经的时间也拖得比较长，总体来说就是气血亏虚、无力。

对于男人来说呢，除了看口唇，主要是看鼻咽和下唇下面的凹陷，也就是颏位，这里对应着男人的前列腺，当然还有女人的子宫。

有一些人的嘴唇特别红赤，还有些干裂，这些人平时一定喜欢吃香甜的东西。如果是女人，她的白带就会偏黄，偏稠，她正在将体内多余的、甜腻的东西，通过白带的方式排出体外。男人却不一样，相对于女人来说，身体少了一条排毒通道，结果呢？体内的前列腺营养过多了，就开始慢慢变得肥大。

田： 大家还有个误区，以为男人老了，前列腺都会肥大增生，以为这是正常的。

陈： 前列腺是干什么用的？它会分泌出一些前列腺液，除了有填充阴茎、调和性感等微妙作用之外，当男人射精的时候，这些前列腺液还能够起到保护精子的作用。可是呢，前列腺它还包裹着尿道，它本来就栗子那么大，肥大了，大得跟鸡蛋似的，压迫了尿道，小便就艰难了。

田： 其实男人的前列腺可以不肥大，更不应该"发言"，岁月无情啊，那些吃香喝辣的人儿，多余的营养在前列腺这个地方积累了下来，慢慢把它养肥了。

陈： 对。都是年轻时吃多了生冷甜腻的食物，或者偏于凉降的食物等，没有随时排解出去。其实很早以前，它们会在嘴唇和下颏的位置"发言"，如果足够相信它们，您就会看懂这些白色的点点，甚至发出的一些疮毒。

这个时候，您可以试用下面这些方剂。

体型较胖的人，往往体内有湿阻，方药建议用：

大黄 10~12g、桃仁 10~12g、海金沙 15~25g、六一散 20~25g，

车前子 10~12g、双牛膝（怀牛膝和土牛膝）各 12g、杏仁 12g，

郁李仁 12~15g、田七 8~12g、路路通 12~15g、仙茅 12~15g。

体型偏瘦的人，往往是阴虚导致了瘀阻，方药建议用：

白花蛇舌草 20~30g、玄参 20~30g、地榆 10~12g、白豆蔻 8~10g，

旱莲草 10~12g、黄芪 20~30g、芦根 12~20g、生地 20~30g，

苏木 10~12g、降香 12~15g、桃仁 10~12g、田七 8~12g，

两头尖 10~15g、桑枝 12~15g、赤芍 10~12g、土牛膝 10~12g。

效果一定不错，但最好要有好的中医指导用药。

嘴唇为何上下运动

田：在我们的身体内，也有看不见的上下运动，那就是我们的脾和肠胃。但是，如何感知这个上下运送？

陈：这是我们体内的升降运动。如果体内的升降出现了问题，就会在上下口唇这个地方表现出来。

我们先来看看，体内升降平衡的人，他们的嘴唇是什么样？上、下两瓣嘴唇红润，不太厚，也不太薄，里边布有细细的直纹。这样的人，不仅胃口好，身体还十分健康。您可以观察一下那些健康长寿的老人，他们都有这样的好嘴唇。这样的人还有一个优点，办事稳妥，也不会挑肥拣瘦。

如果上唇和下唇的形态、颜色或光泽出现了不一致，就说明体内的升降已经不平衡了。

有些人上唇萎缩，一眼看上去，上唇比下唇小了许多，那么，他的下排功能一定不好，大便往往比较黏滞。如果上唇长了一个个鱼卵样的偏白色的小点点，

或许还容易溃疡有脓毒，那么，在他身体里面相应的地方，也就是大肠、肛门的位置，一定也积了类似的浊毒，排不出去。

一个思虑过度的人，必然"思则伤脾"。脾向上升发的功能就会受到影响，下齿龈就会出现许多纹路，甚至是一些青色的纹路，它们会像蛇一样盘踞在下齿龈的位置。

严重的时候，打个比方，体内的升降被肿瘤堵住了，嘴唇和舌头会局部溃烂，上边还会布满乳糜样的小点点。

15. 老年斑是可以排掉的瘀毒

田：说说老人的话题，很多老年人的手上、脸上、四肢会长很多斑点，似乎人长了老年斑也不足为奇。而一位广东的中医把老年斑看作了"棺材钉"。

陈：大家都以为，人老了，长斑很正常，其实不是，老人斑和老人脸上、手上长的一些斑斑点点，都是体内的浊毒，脱掉了人才会轻松舒服的。

这个老人斑，有很多种的，有的人长的像雀斑似的，一点、一点的。有的是长了疣，尖锐的，扁平的，也有像个小奶头的，上面大，下边小一点。这个尖锐疣，根据我的经验，很多人长在眼睛下边的。男的，龟头上边的那个沟，也就是冠状沟，也会生这个尖锐疣，扁平的。这个东西如果用了错误的西药，表面上把这里的疣脱掉了，但很快就会跑到相对应的部位来了，下面的可以跑到上面，如宫颈息肉，接受激光手术后，不久就会跑到脖颈下及两侧。这样的案例临床上很多见，我见过很多。

田：长在眼睛下面的疣说明什么问题呢？

陈：女人呢，眼睛下边长斑的，无论是老年斑，还是普通人的彩斑，或者疣类，她的肛门、尿道或者宫颈一定也长了类似的东西。您不能直接用激光或酸碱液去消灭的，很多医生是没有经验的。一定得用中药让它枯萎掉，降香、苏木、红茜根、夏枯草、连翘、蝉蜕或蛇蜕等几个药很重要的。是什么原因导致女人尿道或者宫颈长了东西？还是浊毒，这些浊毒就是过剩的营养排解不出去变成的垃圾，以及浅表毛细血管对接错位导致的积淀。

田：就是说老年斑是可以避免的。见过一些老人斑点很少，也见过一些四十几岁的人手上就已经长了老年斑。

陈：我来教大家如何理解这个"斑"。这些老年斑，蝴蝶斑，麻雀斑……它们是如何形成的？就是因为气弱肠滞、营液失正、二便欠畅。营液输布到肌肤与血液交换的过程，因为受阻产生了瘀滞，积于皮表，就成了斑。

很简单，产生的原因就是治疗原则，在这里不容易给出一个平安方，主要还是提醒老年人通过这些点点滴滴注意自己的身体，不要一味相信所谓的"正常现象"。有条件的话可以找一个好中医给予调治、化排。化排很重要。

16. 痣和瘊子不能一烧了之

| 田原笔记 |

"凡多次使用抗菌消炎、激素、抗生素类药物进行治疗，七八天之后，唇口上下就会长出鱼卵样的点点。如果唇口上下出现了浊毒停聚而溃烂剥落者，说明脾、肝、肾因为中下焦湿毒蕴火未能去除，所导致浊毒停滞已经深矣！"

这是陈胜征对其接治过的众多尿毒症、败血症、脾肾综合征、皮肤病、红斑狼疮等患者，见其疾病一步步发展的锤炼性表达。

可是，这些显而易见的脸面问题，无论是嘴唇上、眼袋周围、鼻子附近的鱼卵样的点点、斑、疣、瘊子、皱纹，或者后天长出的一些个墨痣，大家的第一反应，都是去美容，用高科技的方法从皮肤去处理，却没有人意识到，这些东西在向您反映身体里的积毒。这些都是身体无奈的表达。

田：实际上我们身体的很多疾病都具有关联性，只是很少人去总结，有些是上下对应的，有些是内外对应，有的左右对应，还有的呈"S"型对应。我身边有一个朋友，年近五十，感觉自己脸上的黑色瘊子渐渐多了几个。这样的情况是否也要引起注意，怎样注意呢？

陈：我治过很多怪病的，拍了很多照片，前后对比，多数都可以脱掉。有些是头面疣，有些是尖锐湿疣，还有红斑狼疮。其实最常见的还不是这些，什么常见？打个比方，瘊子，暗暗的，突起来的，也可以消掉。就有几个女孩子，治疗其他病来的，也是化排，结果病好了，脸上的瘊子也没有了。另一个人，咳嗽很厉害，咳了很长时间，肛门有一个很长的线瘤之类的东西。我治疗了三次，肉瘤脱掉了，咳嗽也好了。还有一个在工商局工作的人，他在部队的时候，长了很长时间的鸡眼，他到我这来看病，看的是肝胃不和及胆囊的问题。停药一年多后，发觉参军前后一直伴有的不适感——鸡眼脚痛消失了，挺舒服的，一看，鸡眼没了。

至于说"对应性"，比如乳房与卵巢的肿痛对应关系就是"左下对应右上"、"右下对应左上"的。此外，还有"手诊"、"耳诊"这样全息式的对应，耳诊认为耳的轮廓有如孕妇腹中头部向下的胎儿，耳珠全息着自身的头脑、头部，这种种对应性说法都会有。

这个瘊子，你们叫瘊子，我们南方叫扁平疣，突出来的，我们土话叫鱼鳞痣，像鱼鳞一样的，粘在这里慢慢长出来。颜色鲜艳的，属于阳性，为"公"；陷于皮表，颜色发青、晦暗的，属于阴性，为"母"。

还有后天长出来的一些痣，也是要区分的，背后的原因是不同的。一些浅灰色的，是痰浊引起的；菜花状紫黑的以瘀毒为主；在血管处长出来的又不同，治法是不同的。

打个比方，有些男人的鼻子正中偏一些的位置，会长出黑色的瘊子，就是瘀毒。鼻子对应的是脾，脾主统血，这样的人，往往从前有过鼻衄史，也就是鼻出血。

但是呢，鼻子又不只对应脾，这个部位还与肠有关，还连接着肾。在古代，这个左和右是不同的，无论如何，如果长了瘊子，或者鱼卵样的浊毒，一定要脱掉才好。

在各种痣里边，有一种常见的"色素痣"，也叫"红痦子"，我们可以多说一说，这些红痦子在脐腹或腰背长出来，像豆泡样，内藏鲜红水浆，是一种血泡痣，又像珠子，像蘑菇，圆匀透亮，外边裹着的表皮很柔润，不遭尖锐刺激不容易自行破裂。这种红痦子对应的不是疾病，千万不可相信庸医或江湖骗子的话，对球状痦子妄加摧残，或激光或手术！否则有损于健康及事业。

第二章

来自身体温度的新启示

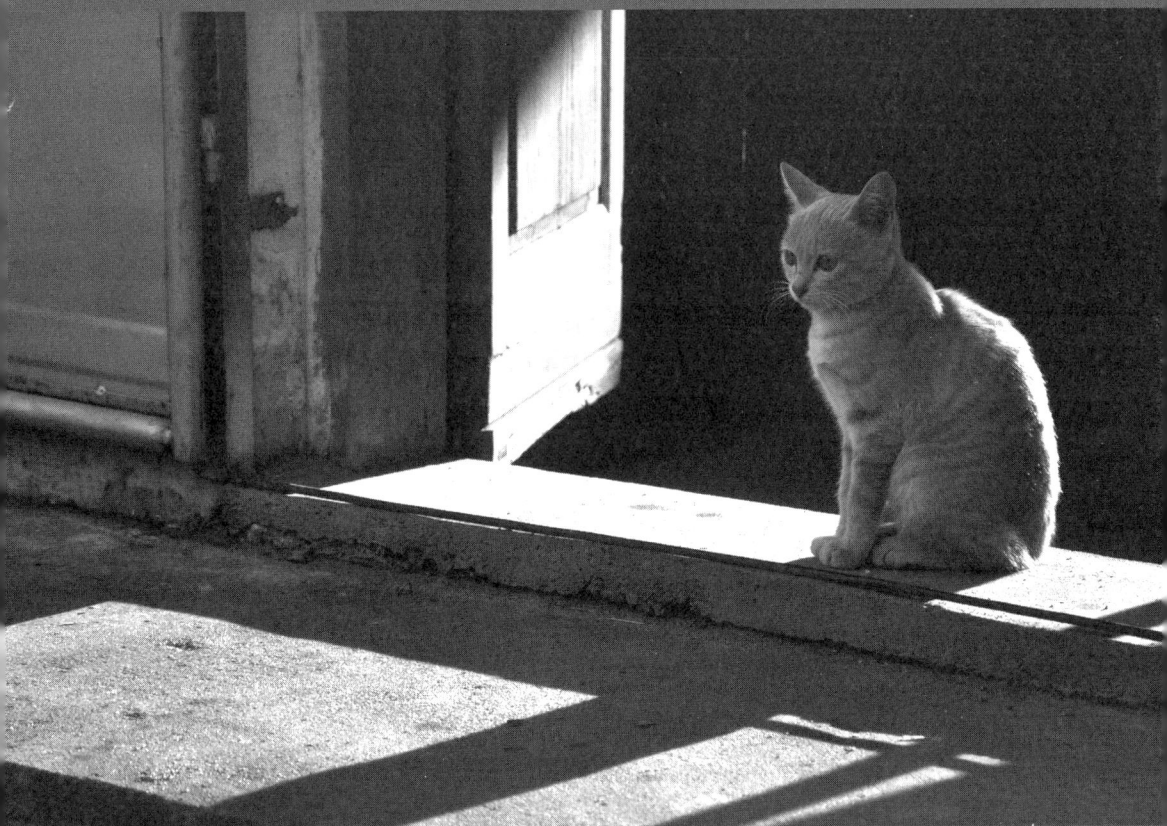

从来不曾关注过自己脸蛋的温度。只是在恋爱的时候知道自己会突然脸红发烫。在心爱的人儿面前，那张害羞的脸庞像桃花般鲜艳。

人到中年，一双伸出的手，更多地停留在孩子脸上，身上。有多久了，忘记了触摸自己的脸庞，就好比忘记了温暖本身。

谈到温度的时候，我们来到了陈胜征家的院子里，把黑板桌椅都搬了出来。

小院里，抬头就是蓝天，白云。天高云淡，心怀一下子安静下来。身后是一畦青菜，萝卜苗，番薯苗，眼前是杨桃树，桑树，小野花静静地开放着。脚下是猫儿，草儿。阳光暖暖地拥在身上，这一刻，再来体会温度这个看不见、摸不着的精灵，心里，忽然感觉到由衷的温暖情意。

蓬莱先生在简陋的黑板前，激情洋溢，易经，阴阳，温度……让这个小院更加生动而温馨。

17. 一触即知的神奇诊法

田： 终于可以谈温度了。先谈您的触诊。我发现您在触诊的时候，手指在病人面部如蜻蜓点水，一触而过，对您来说，脸部的温差似乎极其重要。而这个触诊，在过去的古中医里有具体的参照吗？

陈： 这个触诊，在过去的古中医里没有具体的体现。只在《黄帝内经》里提到过寒厥和热厥。但我认为，中医人不仅要继承，还要有所建树，要勤学、胆大，还要心细才行的，每一个人来，我都是看得很仔细的。因为中医看病除了望诊，还有一个关键的诊查就是体温。我在望诊的同时是要做触诊的。温度变化的背后是什么？其实就是简单的物理和化学原理，温度是分子平均动能水平的指标。我用手指一搭，哪儿有问题，一触就知道了。

田： 陈氏温差理论，就是说脸上和身体各部位表现出来的温差是有意义的。

陈： 一定的。哪个地方出现了温差，它对应体内的地方就出现了问题，您一定要知道的。

这个理论的起源是这样的，我最早看病是在医药公司里，1984~1985 年，医药公司给我发了红医岗，一个很小的牌子，也就是坐堂医生的证书。从那时候开始，我就接触过很多得了脑膜炎、肾炎的小孩。在治疗他们的过程中，我就发现，他们身体的温度是不平衡的，一摸他们的头，热得烫手，可是您摸他们的腿，却很凉。什么时候这个温度调平衡了，不再发凉了，他们的病也就好了。这个很有意思，于是我在临床中不断地去体会身体各个部位温度的意义。

有些小朋友，鼻子凉。下睑胞热，也就是下睫毛的下方到颧骨之间眼袋的位置，两腮的地方也发热，后来一问，之前大都在医院吊过针，打过抗生素。

就因为浊毒被包裹了起来，压抑在身体里边了。鼻子对应的是脾肺，鼻子发凉，说明脾肺的功能低落嘛。下睑胞和两腮的位置，对应的是下焦，也就是肾和膀胱的位置，它们发热，说明这些人的肾和膀胱也处于一种紧张的状态。我就在想，是什么让它们紧张呢？后来发现，这些孩子的小便短赤，排尿的时候，还会有尿道灼痛的感觉，像是被什么腐蚀了似的，这说明什么？说明藏于膀胱的尿液，其浓度偏高，尿液中一定有异常的糖分或蛋白质被发酵着，而产生浊热的感觉。

田：这个认识很有见地！

陈：温度是这样，应该从人体正气和邪气的角度来说。有两种说法的，一种是正气制住邪气，正气奋起。一种是听信现代医学的观点，炎症，发炎了。其实所谓的炎症是什么？以中医的观点，那里的气血循环受阻了，它想急切通过，过不了，仍留在那里激荡，就发热了。头面、舌头哪些部位紧张发热，它对应体内的脏腑也处于一种紧张的状态，这才发的热。

田：有的时候，可以感觉到全身微热。又不是什么病，其实这种微热就是低烧？

陈：一定是低烧，它是从大肠里面来的，甜腻的东西，淀粉、脂肪，在里面都很容易生热的。转化不了，隐在里面就会微微发热，就像发酵产生的那种闷闷湿湿的热，像溽暑时的气候。

18. 身体温差背后的秘密

| 田原笔记 |

人体发热就像高速公路上展开的一场警匪大片，一方是警察，另一方是强盗。

强盗刚从银行抢劫了财物出来，在高速公路上飞驰，警察就在强盗的后边拼命追赶。

我们的人体，之所以发热，就是强盗和警察在进行着斗争。

我们身体里的强盗共有两大势力：

一是外来势力，它们从人体外部而来，当身体的边境出现了漏洞，边防战士没有把大门守好，它们就乘虚溜了进来。

另一个是内部的敌人，它们有的来自于我们的食物，这部分敌人本该是我们身体的警察，是我们食物中的精华，只是我们的脾胃还不够强大，没能把它们全部纳入正规队伍之中，结果它们流浪在外，渐渐变成了坏人，成为了我们身体的敌人；还有一部分，它们先天就存在于我们的身体之中，是我们娘胎里带来的毒，像小儿身体里的麻毒、疹毒等等。

警察呢？它就是我们身体的正气！它们是我们身体里的正义力量，一部分来自于我们的父母，另一部分来自于我们脾胃吸收的食物中的精华。

我们身体的警察追赶强盗，有两套作战计划：

第一套，穷追猛打。一般最开始的时候，身体都会采用这套战术，全身开始微微发热。追上了，逮捕了，也就不发热了。可强盗们往往没那么简单，它们逃啊，警察就一路追捕，身体会越来越热。

另一套，守株待兔。身体里的警察从整体上，分成了五大分局：肝、心、脾、肺、肾。不同分局的警察在各自的地盘上布下了天罗地网，强盗一旦进来，就会发生一场枪战。前边提到的膀胱，就是在肾分局领导之下的膀胱支队，敌人进入了它们的地盘，膀胱支队的警察们在村口与其展开了一场血战。

在血战的同时，人的舌头上那些与膀胱相应的位置，就会呈现出一种紧张的状态，人的脸上与膀胱对应的位置就会发热；如果强盗们占了上风，正气不足了，那么，这些相应的位置就会带上几分凉意。

田：（试用触诊）我发现我的左边脸比较热，右边比较凉。额头偏热。

陈：正常的身体应该是平衡的，您可以查一查我脸上的温度，哪里都一样的。

触诊不要用那么多个指头，只用食指或者中指的外节指背就行。轻轻碰一下子就行，停留的时间不要太长，时间长了，手的温度就被脸上的温度同化了。

田：（再试触诊）您的脸果然温度平均。

说到体温想起体重，体重和体温一样意义重大。说明人体有很多重要的纲领，不能违背。咱们说这个体温非常重要，农民无时无刻不在"量"天地的体温，以此来确定播种和收获的时间。何况人体，要想有一个健康平衡的状态，无论体重或者体温都是一个硬指标。

您这个触诊也可以制定一个标准，大家就可以根据这个标准测量了。

陈：这个似乎有必要，我也曾经考虑如何开发这一个科技产品，拟叫它"触诊器"，后来意识到这样做不仅要使中医生动活泼的辨病识证陷于客观数量机械论，而且有悖于《黄帝内经》中关于阴阳二十五类人的认识论。事实上，人群中有俗称为"蛇身"者，他们的体温在健康状态时，常低于普通人 2℃ ~3℃，然而其人却比常人不怕寒冬；还有天性温文尔雅的妇女，她们的指掌常呈玉质般凉润。所以，我就放弃了可能会有失公正的触切论标准。

田：不管怎么讲，这个体温非常重要。可是老百姓除了用温度计量自己的体温以外，对于究竟什么是体温似乎不甚了解。扶阳派的一些医家认为，体温偏低的人通常都有阳虚的表现。在您的眼睛里，体温是什么？

陈：体温是什么？体温是体内分子的平均动能水平。身体表现的"温差"状况，反映的是体内组织器官的能动作用。体表温度的升高或降低，代表体内气血活动的衰旺。

人体气血在经脉里边流动，流动过程中，就会产生热。这就是我理解的体温。

引申一点说，流动过程中，不仅产生热，随着这个流动管道的不同，血液里边的铁元素在不同形态的脉管中流动循环，有了这些铁元素的循环运动，人体才有了生物磁电场，这是人体产生生物磁电场的根本要素。

田： 说到人体生物磁电场，1962年乌克兰科学院出版了一本由卡仁斯基主编的专著《生命的无线电通讯》，其中写到：实验研究发现，脑细胞和脑组织如同无线电元件的结构，产生电磁场，当有思维活动时，可发生电势变化，从而产生极微弱的无线电波，其波长在超短波范围内。1982年，美国物理学家波尔在第23届量子学讨论会上发表实验结果说：在1979年他的实验证明了人、动物、植物和细菌的细胞可以发射微弱的无线电信号。这种信号在细胞分裂期间特别强。

陈： 所以无论哪种认识，都离不开生命的基本物质属性及其电磁特性。比如人在阴阳交媾的时候，阴茎和阴道的磁电场相互切割，人会产生一种电荷感，这是生物电的最高碰合，人有了快感就充满了能量，这样生出来的小孩才聪明。

◎ 陈胜征新见解·经络现象：人体通讯联络系

中医里边把气血流通的管道统称"经脉"，"经脉"是对经络与血脉的缩称。

经络，是对体内传导系统中纵深循行的主要干线及主干线中所派生的纵横交错分布的纲络样联结组织的命名。

血脉，是对血液以及血液所循行的各类型管道的总命名。

血液在体内的交换循环，是促成人体能够产生并具有生物磁电的依托（即物质基础）。

血液中，富含铁元素的微细粒子，在体内不同构造的网管道的循环交换过程中，在地球磁场及宇宙射线等外因的作用下，使血脉及其近旁产生磁场及电流。

上述血脉在循环交换过程中产生的磁场、电场及磁电流，是构成人体经络现象的物质基础。若体内气血循环紊乱受阻，则体内的生物磁电会因此而表现紊乱受阻，如果气血循环停止进行，则体内的生物磁场、电场亦随之消失。这就是近代西方医学对尸体进行解剖时无法从死尸中发现客观存在的经络现象的道理所在。近代科学技术促成的电子计算，电脑象数，互联网通讯联络的兴起，正面支持了中医经络的先见性及科学性。

人体经络现象，是人体通讯联络系中的最高形式，它类似于近代兴起的网络通讯及远距离无线电调控。

近代西方医学在解剖过程中发现的神经系统，是人体自我调控系统中的有线传导系统，所有神经及神经线等是体内有线传导中的线路及工作室。人体经络系统中的"井"、"荥"、"输"、"经"、"合"则属于人体互联网络通信联络系统中的部、站、台所具有的发射、中继、接收、放大等功能的设施。

显然，中华医学对人体生理能动的认识，比近现代医学具有先进性。

19. 你有没有 "被发烧"

田：回到体温上，这样理解温度显然有新知。的确，人应该对此有充分的自我了解。头面、五官和四肢等部位的温度，与其所应有的主要功能，以及它们之间的关系。

陈：在临床中，我发现所有慢性综合性疾病的患者，比如糖尿病、高血压、脾肾综合征、肺心病、哮喘、脑膜炎、梅毒、艾滋病、痰毒、癫痫等患者，他们的五官和四肢，往往存在着明显的温度差异。

所以，大家要有一个对自己身体基本温度的认识，基本温度一设定，温度偏高、偏低的变化，一触就知道了。总之，头面五官的温度应该与自己食指外节触之持平，或略高，才属于正常状态。

田：我们谈一谈各个部位的温差情况。

陈：比方说，有的人两颧偏热而下眼睑凉，说明他的肺室有假性的热。像这样两颧位和上下眼睑的温度不协调，说明肝和肺、脾与胃不协调了。人体左颧是对应肝的，右颧是对应肺的，依我的观点，它们主要是对应肺，也对应三个脏器：脾、肝、肺。两耳则主要对应肾，两腮则对应脾和肾，对应下焦。

以前还有人说：右"腰"属肾，左"腰"为命门。《黄帝内经》没有这个说法的，"命门"是什么啊？《黄帝内经》里有一句话：七节之傍，中有小心，从之有福，逆之有咎。就是说两肾之中间有一颗"小心"，也就是两腰肾之间的脊柱内，有人就说这个"小心"是人体的命门之所在，但其实是有含混之嫌的，经上说的"小心"实际上是经络学说中的命门穴。

田：简单来说，人体的发热并不都一样，从大的方面来讲，分为主动发热和被动发热，发热的原因是不一样的。

陈：对。可什么是主动发热？打个比方，一个人受了风、着了凉，这种风寒邪气将皮肤包裹住了，皮肤里郁郁蒸蒸，想把风寒从皮肤赶出去，于是身体就开始发热，这种就属于主动发热。

如果这时候汗出来了，风寒邪气就一起被带了出来，这时身体就安静了下来，睡个好觉就精神了。如果汗出不来，我们就得找些救兵。打个比方，白芍桂枝汤，或柴葛解肌汤，它们可以帮助我们发汗。

桂枝汤，是医圣张仲景所著的《伤寒论》中的方子。原方就五味药：

白芍 9g，桂枝 9g，生姜 9g，大枣（剥开）3 枚，甘草 6g

这个方子是用来治什么的呢？《伤寒论》将其分到了"外感风寒表虚"证。什么意思？风寒把人给裹住了，头痛发热，可是护表的卫气是虚的，汗出了又怕风。您看他们的舌头，舌苔多是发白的，手还有些发凉，就可以用这个方子。

但是有的时候，我们得辨证地使用张仲景这个方子。

打个比方，同样是外感风寒，有汗出，但舌头不是白的，而是红的，怎么办？我们前边说过，"红舌用赤芍、白舌白芍治"，如果您还是用白芍，那么，体内的火就降不下来。

这个方子里还有一味药我们也得辨证地使用，它就是桂枝，要和桑枝辨别用。

田：桂枝，是植物肉桂新发的嫩枝。桑枝呢？是桑树新发的嫩枝。古代的中医们从各种各样的枝条之中，精心筛选出了其中的两种：桂枝和桑枝。她们的确与众不同。

陈：因为嫩枝是枝条上最具生命力的地方，具有很强的穿透力。它们像不像我们的四肢，不断地向外伸展？在临床上使用它们，就是因为它们作用在我们的身体里，就能够进入到四肢之中。

桂枝，秉承了肉桂这种植物大温大热的属性，肉桂它本身也是一味中药，常常感觉胃里发寒，甚至胃痛的人，炖汤的时候，适当加些肉桂的粉末，可以暖胃驱寒。

桑枝呢？与桂枝的性味正好相反，偏苦偏寒。所以，桂枝能够温通四肢，而桑枝能解四肢的郁热。"手热的用桑枝、手冷的用桂枝"就是这个道理。

我的经验是，外感之后，皮肤指掌若气郁内热，宜选用桑枝。

田：中医里边名词种类繁多，很多人一见到琳琅满目的中药名、方剂名，脑袋就晕，怎么也看不下去。

陈：其实，大家只要多问一个为什么，学起中医来就会顺利许多。打个比方，为什么芍药要分赤芍和白芍？为什么桂枝桑枝要用树的嫩枝？其他树枝能不能用？如果能用，那又有什么作用？这其实是一个学习角度的问题，换个角度切入，您会发现一个新的天地。

又比如说，柴葛解肌汤，是明代陶节庵《伤寒六书》里的方子：

柴胡 6g、葛根 9g、甘草 3g、黄芩 6g，

羌活 3g、白芷 3g、白芍或赤芍 6g、桔梗 3g。

为什么这个方子要叫"柴葛解肌"？

"解肌"，说明这个汤的主要作用就是解除肌肉的酸痛，一旦得了风寒感冒，汗发不出来，肌肉发酸发痛，那用这个方子一定十分合适。

为什么把"解肌"放在方剂的名字里？说明"解肌"是它与其他治疗风寒感冒方子的最大不同之处。

那把柴胡、葛根这两味中药放在解肌的前边，说明什么？说明它们俩是方中对"解肌"这个作用贡献最大的两味药材。

20. 伏在皮肤下的一团火

| 田原笔记 |

昨天是小暑节气，入夜的北京降下了一场雷雨。夜雨酣畅。

清晨早起，兴致很好，空腹工作了一个上午。中午才察觉腹中饥肠辘辘，便多吃了一些。下午便去了清华池，继续体会刺络拔罐。在热热乎乎的诊室里任由美丽又辛苦的天使们在我的后背上刺血，拔罐，不忍去看了，想来这个后背已经是"伤痕累累"了……

傍晚后，感觉身体忽然开始发热，这是近几年未有过的。全身闷热如蒸笼，感觉头胀、发晕，身体被困住了，找出体温计一测：36.3℃，并不是很高。以往发热，蒙上被子出身汗就好了，这会儿的身体却没有出汗的意思，只在额角闷闷地蒸着一点汗气。一个小时，两个小时过去，温度一点点上升，从36.3℃到36.5℃，再到36.8℃，再到37.5℃，37.8℃，38℃，浑身不舒服。直喊家人把房门打开，家人说门窗都开着呢。

挺纳闷的，并没有着凉受风啊，也没有淋雨涉水，怎么就发起烧来了？

便电话询问正在北京改稿的陈胜征。您这是食积发热，他毫不犹豫地告诉我。小孩儿最常见的问题之一（居然小儿了一把，也就开心了一把），就是脾胃消化不了吃下去的食物，食物闷在肠道里发酵，浊热之气就腾腾地往上蒸。

于是，这么着经历了一次"被动发热"。自己试验着把多余的食物清空，便吃了董有本用于清理大肠的丸药，晚上跑了几趟厕所，第二天一早，体温正常，精神恢复。

田：这次发热的体会真好，治疗正确，没有任何后遗症，就是感觉身体下了一场透雨般，第二天早上起来就晴空万里了。现在回想一下，以往的几次发热都想着发汗，可能也治错了。

陈：人体发热就有这种情况，被动发热。

您呢，本来紧张地工作了一上午，思虑伤脾，况且又去拔罐，脾胃气血更加不足。吃进肚子里的东西还没来得及消化，成了多余的东西，它们都堆在了胃肠里，停滞、聚集的时间过长，就会变质发热。打个比方，这些东西就好像一堆被水打湿的干草堆，太阳一晒，里边烘烘地产生着热量，可是这热气被裹在了里边，出也出不来。这些像打湿的稻草一样被裹着的伏湿所产生的水汽，就是蕴在肚子里的"湿"。

理解了湿，再来体会一下"伏"的感觉。中医里有一个词形容这种被动发热十分形象，"身热不扬"。什么意思？身体感觉在发热，可是手指轻轻触摸这些地方的皮肤，却不怎么摸得着热的感觉。手再放一会儿，才感觉一股热气从皮肤的深处透出来，这股热埋得很深，不容易往外发散，这就是"伏"的感觉。

田：和潜伏的意思差不多。

陈：身体里多余的东西，除了这层包裹的湿，还有那堆"稻草"。我们身体里的"稻草"是什么？就是我们体内没消化的营养，它们没排出去，积在了下边，反而成了一种毒，不断产生着热量。

之所以被动产热，必须具备两个条件：一是伏湿，二是多余的营养，也就是我们体内的浊毒，这也是导致我们身体出现各种各样的慢性病、多发病的元凶，打个比方，假性高血压、糖尿病等等，多与它俩相关。

田：我体会这个被动发热，它有个特点，就不是火辣辣的高烧，也不怕冷，是"闷烧"锅的感觉，像北京炸酱面里面的小五花肉，就是小火咕嘟炖出来的。可我倒没在意身体或脸上不同的部位存在着温差。

陈：一定会有温差的，只是每个人不同。打个比方，有的人发热的时候，额头发热，可是耳朵前下方腮的位置，和嘴唇下边颏的位置却发冷。有的人四肢皮肤冷，掌心却发热，或者头面热，下肢却很冷。

为什么身体的不同部位会同时出现发热、发寒并存的现象？

答案是：发热是因为伏湿的关系，有寒却是浊毒在作怪。

伏湿堵在了下焦，压制了正气，久蕴则生内热，那么，脸上和身上一些与下焦肾和膀胱对应的位置就会出现寒凉感。这些对应的位置有哪些？我们前边说过，耳朵前下方的腮，嘴唇下边的凹陷，也就是颏的位置，以及人体的下半身，都和体内的下焦相对应。

浊毒呢？下边堵住了，浊毒排不出去，伏湿在下边产生的热气带着浊毒一起逆冲到了上焦心肺的位置，那里的交通开始变得壅滞，浊气与心肺的正气碰撞得更加剧烈，所以，脸上、身上与心肺相应的一些地方，像我们的额头、手的掌心等地方就开始发热。浊阴不降则清阳不举，下边的湿不排除，下焦功能受挫，又可以表现为两腮偏冷。

如果浊毒继续逆冲，冲到了头的位置，这个时候，整个头都发热了起来。

田：回到您的温差理论原点，局部温度之所以有不同和变化，其实还是人体内对应的部位伏湿在作怪。

陈：对。这里用词有两个，一个叫“伏湿”，一个叫“蕴火”。伏湿产生了蕴火。这个蕴火，其实是一种低热，但却是内热的主要源头。大多数人发热是源于伏湿蕴火产生的热，真正阴虚内热的很少。人体是分阴阳的，阴的部分虚了，阴阳就失调了，阳就会偏亢盛，面色红赤，油光过剩。现在这样的病人反而不多见。

没有油光，不红赤而热的，就一定是蕴火。这个蕴，是包裹住的火，体内浊毒堆积了，就好像牛粪一样烘烘地散发着热量，这个火就像地底产生的火堆，肠胃里堆积的浊毒，是它们产生火的源头。该排的东西没有排，被裹住了，埋伏着，该出的出不去，不能化解出去，就产热。

田：这个伏湿蕴火的源头就是浊毒。人体内消化不了的营养物质。

陈：对。

21. 被动发热，千万不可主动发汗

田： 我们继续聊，这个时候用发汗的方法就不正确了。

陈： 这时候的热是被动发热，没有外感邪气，千万不可以把它当作主动发热，若再用一些能促使发汗的方法进行治疗，那样，身体里的水分会进一步丢失，体内的水少了，肺系和咽喉就容易被浊气烤焦，大便会闭阻不畅，不仅发热反反复复，而且常常因气逆诱发咽痒与咳嗽，这是伤了肺的津液。

田： 还有一次体会，几年前，家里来了远方亲属，连吃了几顿大餐，特别是吃过烤鸭后，晚上出现高烧。本身她有便秘史，正赶上北京禽流感，她不敢去医院，我就用了发汗的方法，艰难退烧后，她出现了咽喉烧灼般的咳嗽（当时是冬天，她又睡了电褥子）。这个事情让我思考了很久。以至对于感冒的识别再不敢大意。

陈： 就是伤了肺的津液。如果这时候再吃一些甜滞的食物，这些食物中的营养成分很难被消化，不能成为身体里正义的警察，反而会成了人体的浊毒，给火添了一把"干柴"，火会越烧越旺。想象一下，如果给火里投了一些寒凉的药物或水果，火是不是就灭了？不是！脆弱的脾胃很难消化这些东西，反而变成了体内的湿，使下焦的伏湿更加严重。

湿越来越重，火越烧越旺，扁桃体开始肿大，咳嗽开始加重，鼻炎、头晕变成了头痛……病情进一步恶化会怎样？身体一阵阵高热，手脚开始抽搐，此时如果继续大量输液，可导致肺里出现积水，甚至脑里也会产生积液。水压迫着大脑，此时如果在额头涂抹酒精或敷上冰块降温，则可使脑积液转化为病毒性脑膜炎或脑肿瘤。

田： 应该牢记：被动发热不能发汗、不能冷敷。正确的方法应该是醒脾化浊、通调二便。

陈：对。醒脾化浊，就是要加强脾胃的消化能力，脾胃的消化力强了，食物中的营养不再变得多余，体内的浊毒不容易生成。此时该使用启脾丸，保和丸之类。或者急通二便，通调二便。

一是通大便，它是身体排出浊毒的主要通道。二是利小便，它是身体排水、排湿的重要通道。如果大小便都好了，身体里边的伏湿与浊毒没有了，被动发热也就不复存在了，这才是治疗被动发热惟一正确的办法。

切记一点，主动发热与被动发热是身体的两种不同的发热方式，不可把主动当成了被动，也不能把被动当成了主动，因为它们的治疗方法截然相反，治反了后果不堪设想。

有时，主动发热与被动发热会同时出现在一个人的身上，打个比方，阵热恶寒的人，一阵阵地发热，同时又怕风怕冷，这个阵热，就具有主动发热与被动发热的双重性质。阵热，其根源在于肠滞伏湿，这是内因，人之所以会恶寒，是因为体内的正气和外来的邪气在斗争发热的过程之中，正气消耗得厉害，毛孔的开合失常，具有主动发热的性质。对于阵热恶寒的人，也不可以乱用发汗散热的方法，那样会耗气伤阴，而应该益气固表，帮助体内的正气恢复毛孔的开合能力，同时化排体内的浊毒。中成药可以选择防风通圣散、大黄苏打片、藿香正气水等祛湿通下类。

| 田原笔记 |

陈胜征一下子站起身来，口里的客家话和广东普通话一起蹦了出来，挡也挡不住，我知道，他又说得激动了。刚开始，我会试图理性地打断他，因为实在听不太清他谈的是什么，连猜带蒙只听了个大概。却发现，我的所有的企图全是枉然，连句话都很难插得进去，他的脑子在飞速地运转，说到尽兴之处，手也跳舞般地挥舞起来……

　　这就是采访头几天的常态。有些磨人，进展缓慢，我的血压似乎也上升了许多，找了个本地人从旁翻译着，也挡不住他机关枪般的话语。

　　到了第四天，我似乎一夜之间脑子开了窍，他的话我一下全听得懂了。在聊他的医术，聊他的理论的时候，也抓住了他的几个关键词。伏湿和浊毒就是其中的两个，只是他一说"浊"，就读 zhī，整天 zhī 毒 zhī 毒的，渐渐也就习惯了。

22. 化解伏湿蕴火之方

　　陈： 伏湿蕴火导致咽炎、咳嗽或扁桃体肿大、化脓，或因为误治失治而反复发热的人，宜用下方：

　　　　大黄 6~8g、牛膝 6~8g、灯心草 3~6g、鱼腥草 10~15g，
　　　　炒山楂 8~10g、炒莱菔子 6~8g、炒牛蒡子 8~12g、炒葶苈子 8~12g，
　　　　川黄连 3~6g、白头翁 6~8g、生地 12~15g、泽泻 6~10g，
　　　　前胡 6~8g、陈皮 6~8g。

　　便秘多天未排的人，大黄宜后下，同时可以在服药后约 10~20 分钟，结合推入适量开塞露或甘油栓于肛门内；

　　痰多的人，加羚竺散，或加贝母 4~8g，姜竹茹 4~8g；

　　小便短而赤的人，可根据情况加白茅根或白花蛇舌草；

　　小肠伏湿引起发热、面赤、口干而渴的人，宜加川黄连粉 2~3g 吞服；

　　口干的同时，消谷善饥，吃了很多却老感觉到饿的人，宜加石膏 15~30g、六神曲 6~10g，或加沙参 10~12g、石斛 6~8g，或加川黄连 3~6g、白头翁 8~10g，这三组搭配，任何一组都是屡试屡验。

服药后，体内的伏湿可以化解成涕泡样的东西，从大便中排出，舌根的厚浊能够逐渐退解。

舌根的厚浊退解之后，大小便不再那么黏滞，很容易就能够排出来，有种很爽快的感觉，身体的气也顺了，食欲和睡眠都变好了。

但是有一点大家一定要注意，舌根厚浊，体内容易生湿的这种人，他的体质不是一天两天就能扭转过来的。如果此后的3~6个月里，继续吃这些生冷、高蛋白、异蛋白，比如鸡汁、鱼虾和蚬蚌这一类的东西，厚浊的舌根可能会再次出现，各种症状还可能反复。

田：好，到此，关于身体体温，面部温差的问题就谈得很清楚了，最后还将感冒的认识与分型简单了解了一下，在后面我们还会谈到。先代表容易生痰湿、出现低烧的人多谢陈医生。

第三章

通缉现代疾病的元凶

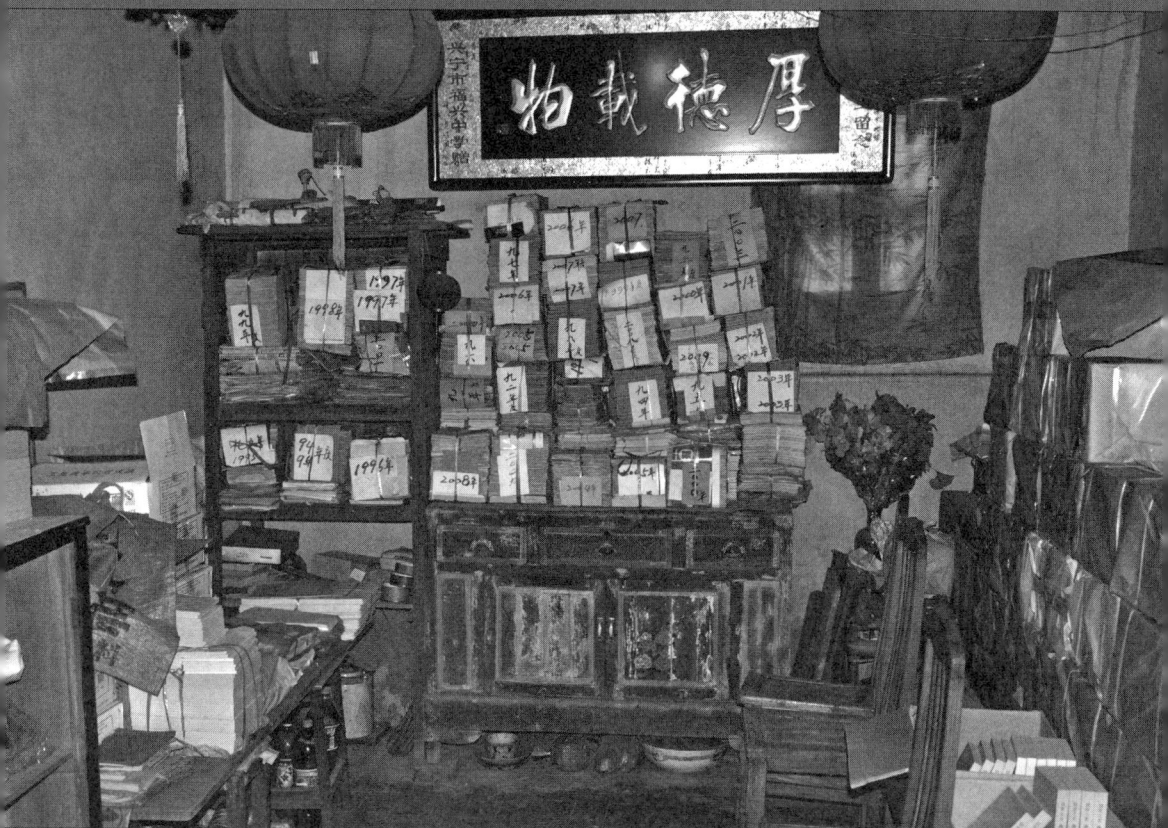

生活方式是个人的心灵色彩

打量"生活方式"，这是近年来很受瞩目的一个词，医家说"现代生活方式导致了很多人为性的疾病"，思想家说"现代生活方式会让明天更美好"。而其实，生活在"生活"中的个人，似乎并没有过多地去想"自己的生活方式是什么"，虽然这并不妨碍每个人都有自己的生活方式，在每日的现实镜子中，呈现出各自的模样。

深夜，如果您能在一轮明月之下深深地凝视着它，也许会发现，这一切并不是您的生活。

那一刻，您在惊讶，我在干什么？我的生活是什么？我是谁？

这也许是静谧的星空下人心的天然觉知。

这份觉知带来了黑夜与白天的矛盾和冲突，我们活在每天，却不是真正地懂得了生活。

我们从觉知到良知。

良知，是人的一种天赋，是孟子说的不虑而知："人之所不学而能者，其良能也；所不虑而知者，其良知也。"阳明接着孟子说："知是心之本体。心自然会知，见父自然知孝，见兄自然知弟（悌），见孺子入井自然知恻隐，此便是良知，不假外求。"

良知是生而知之，而且是"被圣灵充满"的优良之知。

"天地生意，花草一般，何曾有善恶之分？子欲观花，则以花为善，以草为恶；如欲用草时，复以草为善矣。此等善恶，皆由汝心好恶所生，故知是错。"

良知，是我们的本来面目，致良知就是照镜子，就是深夜的自省，就是和心灵的对话。

良好的知觉，需要恢复，而不是您追求来的繁华生活。

本章节，我们会探讨关于生活方式带来的问题种种，寻找久违了的，你的、我的、他的、我们的最原初的生命色彩。

23. "快速"挤兑出来的生命焦虑

田：有人说城市管理是让全世界都头疼的问题，自然法则进入城市不灵，无法讲究优胜劣汰；城市讲究规则和制度，而规则和制度是人制定的，难免有局限甚至出错。其实，作为城市的主题——我们的身体更加因为没有管理而泛滥。而这一切皆因为"身体良知"的湮没，生活方式的异化。

以您近四十年的一线临床体会，现代人的疾病，如何用一句话高度概括？

陈：的确是我们的生活方式出了问题，和身体天然的需求越走越远。

一方面是"吃"的盛宴带来的负面能量。包括不正确的饮食，如冷饮和水果；过量的饮食，营养太多，超标了，最终导致脾胃受困，湿浊内蕴。一句话："伤于饮食，不知化排"及"花天酒地，乐极生悲"。

另一方面是忽视"排解"，重视进补。包括现代人受到各种错误观念、错误医疗的干扰，身体正常排解受阻。尿浊便秘，就是重要的标志之一。

什么是错误的观念呢？从医疗角度来说，我觉得现代人过于追求快速治标了。打个比方，比如吐了，他认为吐是病，要马上止吐，不懂得止吐的利害关系。其实吐呢，是人体一种正常的排毒反应，他不懂，他以为不吐了才好。

但凡到我这里来看病的人，我都会一个个分析，您的病从哪里来的，吃了什么东西，发生了怎样的变化，您应该怎么办，您不听话，就会恶化，向哪个方向发展。但是呢，这个矛盾有时是无法解决的。打个比方，现在的贪官，其中有很多人一开始也没想着要贪，但周围的环境把他一步步逼到那个份上了。

人类社会也像一个人，什么都追求快，快餐，快节奏的生活，快医，快好，快致富等等，成了一种时尚，其实导致了一种全民性的焦虑情绪。

"快"往往是针对标的，管不了本啊，比如战争，大国之间一旦打了起来，很快就会升级使用核武器等，就因为它的杀伤力最大，最治标嘛，然而人类不会因此而完全毁灭的；再过三十年，五十年？如果再这样下去，第二次的人类文明或许很快毁灭，因为人类的物欲与情欲不断超越的追求，势必促成这种恶性循环。

田： 您是医治疾病的大夫，这样悲观，是 "只因身在此山中"？

陈： 不是悲观，这个您没有办法的。真正的智者，他可以 "恬淡虚无"，感觉到生活的无比快乐。但是现代社会带给人类的不仅仅是科技的文明，更多的是 "良知" 缺失，没有了对身体的良好知觉。不是吗？高血压，糖尿病，女性病，男性病……都是可以接受的，可以忍受的，是命里带来的。这种认识愚蠢得可怜，全不知是因为玩得太多，喝得太多，吃得太多，体内的毒积得太多。您的内脏受苦，您的性格也改变了，您的基因，您的生命方程就朝着不良的方向发展了。

《黄帝内经》开篇就说道："上古之人，其知道者，法于阴阳，和于术数，食饮有节，起居有常，不妄作劳，故能形与神俱，而尽终其天年，度百岁乃去。" 它是总纲，很重要，它指明了道路，如果您不知持满，过了，很多疾病也就跟着来了。

24. 你懂得自己的生命方程吗

田： 这些年大家一直在谈养生，我有一个不同的切入点：那就是尊重。我们社会提倡尊师重教，尊老爱幼等等，从这个角度来说，每个人首先应该尊重自己的生命，如何尊重生命？恰恰应该从尊重身体开始。为什么我们的身体有标准体重？有标准温度，有良好的感觉，有睡眠的需要，有快乐的渴望？一直以来我就在思考一个问题，一个人从生下来，到开始懂事、开始懂得学习的时候，您首先要学的一个本领，就是认识自己，认识您的情绪，您的皮肤，您的性格，您的本质是什么，您能承受哪些，您应该向哪个方向发展，应该追求什么东西，这些知识才是未来人生的奠基石。

陈：我认为人生最高境界，必须懂得生命方程，必须懂得自己的生命方程，知道自己在时空坐标系中所处的位置，认识到什么样的生活适合您，什么不适合您，什么食物符合构成您身体粒子的属性，您应该吃什么，不应该吃什么。不能追求的东西您就不要太强求。古人说行行出状元。不是哪一行好或不好，您要懂得您的生命坐标在哪一个位置。

田：这个说得很好，我有时在思考那些死于癌症的人，不管是名人还是普通百姓，如果生活方式与他的天性正好相反，结果注定可悲，犹如梅花开在盛夏，迎春花开在寒冬。

陈：这样的病人我接触很多的，特别是手术、放化疗的病人，很多人很快就死掉了，我这里有很多案例。打个比方，放疗了之后，病人不能接受高营养的，身体承受不了。很多名人，得了癌症，放疗了之后，生活条件好，就人补，过多的营养容易在那些阴阳力失去平衡的、虚的地方聚集，癌细胞就转移、再次疯长，一定会很快死掉的。

25. 肺肠，健康第一防线

田：同样是广东的一位民间中医，他提出了一个身体"阴阳力"的概念，无独有偶，现在大家比较喜欢"给力"这个说法，各种"某某力"的说法不断出现，您怎样理解"阴阳力"这个理念？

陈：理解什么是阴阳力，我认为首先要正确理解阴和阳的概念。阳，是鼓舞的，激进的，是散发力；阴，是凝聚的，保守的，是吸引力。阴阳要相对平衡，阴平阳秘，才应该是我们身体正常的"阴阳力"。也是一个人健康的状态。

阴要"平"，阴要像湖海那样，保持一种饱满的状态，少了不行，多了也有害，所谓平，适可而止。

阳要"秘"，阳要强固，不要老是向外耗散，要懂得适当地节制，使身体呈固密状态，叫做"秘"。

您看太极图上的阴阳鱼，是似闭锁非闭锁的，因为它所意示的是天地间所具有的最基本动态，微细粒子的集约组合，及由微粒组合而成的形体与功用、物质与能量等之间的互化互促关系，你中有我、我中有你的客观关系。要保持生命的相对稳定和坚强。"不知生，未知发"，发后才能知期，"不知期，焉知变"，变，如果不能保持一种相对平衡稳定的状态，它就会破坏阴平阳秘的状态，甚至使其土崩瓦解，走到极端了嘛，就会出现"阴阳力"的亢进或者衰弱。

田：物质和能量处于相对的平衡。比方说，癌症的出现是不平衡的表现。

陈：我认为癌症的出现一个是外因，"风、寒、暑、湿、燥、火"太过了，六气成了六淫，还有菌毒、疠疫、噪声和射线等刺激。打个比方，外因常常导致肺器官及皮毛遭受损伤，因为外因首先侵犯的是呼吸道和皮肤，肺主皮毛，肺的阴平阳秘就被打破了，而肺气是人体动力的源泉啊！

还有一个是内因，是伤于食饮、损于劳累、苦于情志等。

人体的肠道里边有很多菌毒，一些有益的菌可以变成有害的菌。打个比方，吃多了、吃杂了，肠道里一类有益的菌群消耗得太多了，另一类菌群大量繁殖；菌群失衡了，它们分解出来的食物营养也跟着紊乱；接着营血失正，也就是体内的营液成分的失常，就要造成体内血液生化及运行失常，因此脏腑功能就要紊乱。过食酸味、咸味、肥甘食物，也会引起脏腑之间的"乘侮"之争，脏腑功能一紊乱，这个阴平阳秘就要被打破，打破了，病就从内而生。

劳累又怎么引起大疾呢？久坐、久站、久视等行为，对气血筋骨都有对应性的伤害，《黄帝内经》中讲到一种"五劳所伤"，就是久视伤血、久卧伤气、久坐伤肉、久立伤骨、久行伤筋。人体就是由气血肉筋骨组成的，这种长时间的伤害必然会造成这个"建筑"的倾倒。

还有一个情志所伤，忧愁、思虑、恐惧、抑郁等不良情绪会对五脏的气血运行形成冲击。

这些，其实先贤早在两千多年前的《黄帝内经》中就已经告诫后人了，可惜现在很多人不理睬它，而且，有病不求治本。阴平阳秘一破坏，这就叫做"变"，就产生了不正常的病变，病变的部位越多，身体的秩序就越乱。小疾转为大病，哪里乱，哪里薄弱，哪里就产生浊毒的积聚，日久便出现了肿瘤，甚至癌症。

田：就是说导致身体阴阳力失衡的具体原因很多，过劳、受伤了都可以引起；怒喜忧思悲恐惊过了头，也可以引起；寄生虫可以引起，外毒也可以引起，细菌病毒也可以引起，都能破坏平衡。但是，我觉得您更注重人体肠道和肺的功能。而且这两处"重镇"极其容易被错误的生活方式引入歧途。

陈：对。我认为最终原因就两个，一个是肠道的平衡，菌群的平衡被破坏了，病从内生；一个肺功能的平衡破坏了，病从外来，这两个是罪魁祸首。

所以，针对这两种原因，有两个根本方向不同的大法：对于上焦的肺卫受邪引起的肌肤积毒的疾病，必须选用清营化浊、益气托毒外透及下排的双解法；对处于中下焦脾肾及肠道的浊毒，需要调和气血，力促体内的痰瘀浊毒能够从大便和小便中及早向外排解。总之，使肺和脾肠能够清透干净，才可日益健强，恶疾自然可除。

26. 死保肺胃，清理膀胱和大肠

田： 再一次重温您的语录：死保肺胃，清理膀胱和大肠。顺便谈谈您在临床中化排浊毒的总体原则与常用药有哪些?

陈： 首先为通。疏通六腑的浊毒，主要是膀胱、大小肠里的浊毒。这个膀胱和大肠，一定是要解救的。但是，一定要兼顾肺和胃，不死守肺胃是不行的。肺呼吸空气中的精微物质，这个胃，是包括了脾的，消化吸收五谷的精微，转变为我们赖以生存的卫气和胃气。应该说任何慢性病都是肺和胃出了问题，导致人体的阳气不再密实，使人体的代谢出现问题，导致浊毒排解不净。

所以我的治疗要点就两个：死保肺胃，清理脾肾、膀胱和大小肠。

方药而言，调理脾肾和胱肠，常选：

藿香 6~12g、生地 10~30g、金钱草 10~30g、红茜根 6~12g，

或山楂 8~15g、莱菔子 8~12g、鸡内金 6~15g、枳实 6~12g，

或大黄 6~15g、当归 8~30g、柴胡 6~12g、茵陈 8~12g，

或白花蛇舌草 10~30g、玄参 12~30g、瞿麦 6~12g、白头翁 8~12g、

萹蓄 8~12g 等。

保肺常选：

地骨皮 10~20g、前胡 6~12g、甘草 3~6g、杏仁 6~12g，

或款冬花 6~12g、紫菀 6~12g、前胡 6~12g、白前 6~12g，

或旱莲草 6~12g、黄芪 8~20g、人参须 8~15g、茯苓 6~12g。

田： 这些草药经过您的组方以后，看似简单，实则有玄机。上接轻灵之气，下通利污秽。如此良性循环，身体才可干净无负担，也就没有了负能量，何病之有啊。

之前我们谈到了气机，似乎没有说太清楚，再深入谈谈您的观点吧。

陈： 气分为两种：真和炁。"真"是可见的，这个"炁"，并非不可见，只

是我们的肉眼难于发现。它包括各种波和射线，是内涵更微小的、更接近本质的粒子，是我们人体最本质的粒子。有些是单一的，有些是复合物。这个波，包括很多，电磁波、微波、冲击波、磁电场能、光声色味、暗物质等。

第二个，气具有氧化的作用。气行则血行，气为血之帅，血为气之母。我们前边一再说到，食物中的营养被脾吸收进来时还不是红色的血液，当它被运送到远端的毛细血管，被肺呼吸进来的气充分氧化成红色的液汁，再由静脉毛细血管带回心脏，才成为血液。

营养之一是小肠吸收来的浆状营养物质，但这个营养物质必须经过气的充分氧化才能变成人体能够利用的红色液汁，否则，氧化不充分，人体内就有了多余的营养，就产生了浊，在体内气虚，气血难以运行的地方聚集，就可能变成浊毒。这个角度是现代医学还没有发现的。

一个气虚的人，气弱的人，他的造血功能就不好，就可能聚浊成毒，或者形成血瘀。气足，才能固扩健强肌肤血脉，人体的气才密实，抵御外邪。

第三个，气能够聚和散。散，指的是气能够宣开排解，就好像壶里的水开了，水汽在呼呼地往外冒着，人呢？最典型的就是排解汗液、调节温度，为了使人体处于一个动态的平衡中，人体需要一个适宜的温度，它不断地与天体交换着各种磁线、波粒。

聚，通过血液循环产生精、血。精，是气聚合而成的一种物质精华，在人体的生命活动过程中，既不断地被转化或消耗，又不断地从呼吸与饮食之精中得到补给与再造。当人体对精的再造与积蓄大于消耗时，生命状况则表现为生长兴旺；当机体对精的消耗、转化或摧残浪费，大于再造或蓄积时——如劳累过度、纵欲、不良手淫、无知早婚、频繁人流、狂欢吸毒等，都要促成生命现象的焦枯萎黄及提前衰老。

田：所以，如何积精养神、养精蓄锐、固护元气，才是延缓衰老的秘密所在。可是，如何补气呢？除了"久卧伤气"、"运动生阳气"这些理念的认识，您的用药经验是什么？

陈：其实谈到气，中医分很多了，五脏之气、六腑之气、清气、浊气、卫气、营气、正气、邪气、人体的真元之气、五谷之气、腐浊之气等，需要分辨气弱气虚、气陷气脱、气散气乱、气郁气结、气热气滞等。最重要的是天地之气、呼吸之气、五谷之气，就是大家常说的要接纳的、主宰性命之气。

就气虚的用药经验而言，必须在侧重肺、脾、肾三脏的基础上，依情疏理气机，辅之以摄纳固护，才能达到益气固表、益助运化、益气生血、益壮阳、益生精、益气安神、益气化浊、益气排毒的健体益智、却病延年的目的。

肺气虚，宜用人参、黄芪、灯心草、茯苓，酌加紫菀、陈皮等。

脾胃气虚，用补中益气汤加减。

肾气虚，用济生肾气丸加核桃、黄芪等。

27．"月亮弯"多说明正气足

田：除了身体的几个全息图以外，很多中医人，都会从脉象入手，而脉象对您而言则可以忽略不计。为什么？

陈：拿不准的时候，这个脉也是要考虑的，有时，一个证据即可定罪，有时需多个证据才能定罪。但脉诊的准确度远不如面诊。您看中医的望闻问切，切脉排在最后，我理解就是最后辅助诊断的。那些能一眼就判断出来的问题，具有了相当的准确度，还切什么脉呢？再一个，脉象这个东西，不稳定：吃完了饭，脉象就变了；稍微活动一下，脉象也不一样；处于一个压抑的空间里边，或者来看医生、紧张啊，这些脉象都不一样的，有时这些突变的脉象会把疾病的真相掩盖。

所以我的诊断一定遵从望诊。"不通易不足以成大医"，这句话是至理名言，我年轻的时候就记住了这句话，要想做一个好中医，不研究《周易》，不懂天道、命理学、相理学就不行。我很喜欢读书的，那时候不是文革停考嘛，学校考不了，我就在看中医书和相理、命理的很多书啊。文革那个时候，这些命理、相理书是黄色书籍，要上缴的，有的人就私藏起来，但是不愿意借给外人看的，但也有的人他看不懂，拿过来问我，我就借机把书拿来看，还很快抄下来留存。那时求知若渴啊！这些手抄本至今还全都留着，我自己画了很多，十几年前的，四十多年前的都有。

我最先精读的一本医书，是《广东中医经验交流汇编》，我这还保留着，52年的。还有两本是在图书馆要来的书，一本是中西医结合治疗妇科的书，另一本是中医基础理论，也是很早的版本。那时候家里穷，我就采药卖药，什么草药都卖过，看病的经验就这样慢慢积累了嘛。

舌象呢，是在临床实践中慢慢丰富起来的，很多认识是中医古籍里没有的，是我自己的大量观察和体会。看的太多了，您就知道了规律。病人是有反馈的，吃了我开的药，回来有反馈的嘛，面和舌是有变化的。

田：人体有时真像一个气球，正气足的人精力充沛，看不见疲劳，有的人就像霜打的茄子，蔫了，明显感觉气不足了。怎么看出身体里的气足不足呢？有人说看指甲就是一个"证据"。

陈：看指甲是一个方法。我们仔细看指甲，在指甲根上有一个圆弧，下边有个"月亮弯"，您看我的手，每个指甲根都有一个大大的月亮弯，这样的身体才好，一定的。月亮弯变小，甚至没有了，就不好了。月亮弯，对应肺嘛，肺气足，月亮弯就出来了。说是肺气，其实也可以理解为人体的阳气或者正气。

田： 我呢，前几年还都有，现在两只手就剩下五个了。打了五折，但我相信能恢复回来。既然很多人的白发可以变成黑发。

陈： 能恢复回来！排浊毒嘛，胸肺强健了，指甲根所在的月亮弯就会起来的。

田： 看一下，我的右手有三个，左边两个，左右两边还不平衡。

陈： 这说明您的脾和肝不平衡了嘛。虽然"肝主四肢"，四肢都由肝主管，但这指甲的月亮弯，白白的，是什么？是气，肺气足，月亮弯就有，就多，就大。虽然左右手都归肝管，但左和右是不同的，右边偏重于肝，左边偏重于脾的。右边比左边多，说明肝气比脾气强，肝气打败了脾气。如果一样多，月亮弯一样大，说明肝脾相合，就不打架了。

这种对应关系是很奇怪的，打个比方，肝癌、肺癌的人，多数都是只有左边的，右边的月亮弯都没了的哦，这样的人，还会有类似妊娠反应的症状，想吐。还有的女人，打个比方，她的左附件，左卵巢，出现了问题，相应的是右乳房也会出现问题，这个对应关系很多人都不知道。

田： 有人仔细研究过，人体是 X 形的，上下左右对称，上病下治，左病右治，效果非常好。

陈： 这样说也行，人体是 X 形，但实际上"S"形才比较理想，S 形，这是一个太极线嘛。X 形分错了，这个 S 才对的，是这样的，你们可以临床上去试嘛。

田： 谈到指甲的问题，我们不妨细致一点谈开了。这个月亮弯，怎么理解它的形成过程呢？

陈： 这个白白的月亮弯，是对应肺的。因为事物是相互牵制的嘛，人也一样。手是对应肝木的，要用肺金来牵制，就表现为月亮弯。金克木嘛，现在的汉字简化了，"克"本来是这么写的：尅，简化以后的字意就浅薄了，原本使用的"尅"字，寄意"制裁、约束"，或刻削为用的过程，是具有分寸的，为的是促使协调平衡。五脏是相互牵制的，每一脏，总有两种气牵制着它，既不让它太过，也不容易变得气不足。可惜许多字被简化后丧失了原来的丰富内涵。子孙的这种不求甚解之作为，令先贤叹惜，我也深感厌恶！

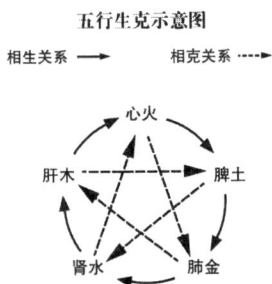

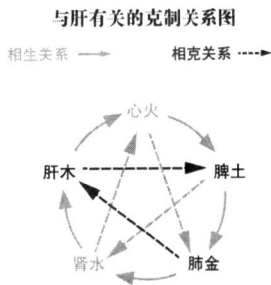

五行生克示意图

相生关系 ⟶　　相克关系 ┄┄►

与肝有关的克制关系图

相生关系 ⟶　　相克关系 ┄┄►

打个比方，肺是牵制肝的，金克木，肺属金、肝属木，肺气不足，月牙就渐渐消失了；肝不能太强了，肝太强了，脾就不行的，肝克脾嘛，右手的月牙就要比左手多。如果反过来，肝克制不了脾呢？左手的月牙就要比右手多，脾土要反过来欺负肝木的。

田：肺、肝、脾是互相牵制的三角关系，它们三个要平衡，人体才没有大问题，肝夹在肺和脾的中间，它如果不正常，往往是因为肺和脾胃的升降有问题了。

陈：对。肝的气血，要先看手指甲。"肝，其华在爪"，爪，就是手指，肝缺了氧，手指甲会发紫。再看虎口，虎口中间的界线很明显的，一条线，上边黄晦，像是蒙上了一层灰，下边靠掌心的位置却很白，这就是有异常了。肝功能正常的人，虎口这条界线不明显的，一定有过渡色，上边不会发黄，下边有血色，白白的并不好，这是我看了很多肝脾失调之病才总结出来的。

虎口的部位，对应人的肺气和脾胃之气，边界清晰，说明体内肺胃之气的沟通出了问题，体内清气和浊气的升降不协调了，就形成了一条清晰的边界。这个黄呢，是脾的颜色，也是湿的颜色。在中医里，五色对应五脏，黄是入脾了，如果脾受了伤，黄的颜色就会在全身与脾相应的位置漏出来，还容易受到浊气的污染，显现出一种黄晦的颜色。

这样的人，大多数腰腿会有问题。在治疗过程中，腰腿病好了，气血平顺了，这边也会慢慢地正常起来。肺和脾胃的关系好了，夹在中间的肝也会好很多。

田：这些角度可能大家多少会有感觉，但只是感觉而已，想弄明白还不太容易。时刻这样观察自己，这些蛛丝马迹都有大文章啊。难怪您看病从脸到舌，从手到脚、到腿，色泽和温度都要看到。

佛家有个说法，"命由己造，相由心生"，面容、手容等等，其实是我们身体内部传达信息的场地，所以不是一成不变的，经过调理，很多会发生变化。

陈：对。很多人的手掌，颜色黄晦，黄黄的，发暗发灰，就是脾湿，经过调理，慢慢能调好的，会变得红润，慢慢地，上边的条纹也会变得好起来。

28. 被疫苗压抑的胎毒、麻毒和痘毒

田：一样的现代化生活，一样的生活方式病，和大人相比，孩子的病也是层出不穷，咱们谈谈小孩病。您在临床有很多一线经验。

陈：我们说小儿常见病吧，比较简单，主要表现为胃肠道疾病、大小便失正，以及由此引起的皮肤疹毒或发热、咳嗽。当然，看似简单的常见病，治疗的时候就很复杂了，最后可以引发大问题。

胃肠道引发的这个发热和咳嗽，是父母喂养失当，使得孩子大小便不正常了，导致伏毒转移到肌肤之间，影响了气血的循环，进而逆传到了胸肺，引起发热和咳嗽，这和外感风寒或燥热引起的发热咳嗽是不同的。

　　刚开始表现出来的，可能就是个麻疹、湿疹，身上发痒，如果不追究其病因，不排解孩子体内的浊毒，用了一些西药和疫苗对抗它，后果是促使浊毒逆传了上来，反复发热、咳嗽，本来它是要通过皮肤发出来的，不让它发出来，是要诱发小儿肺炎和肾炎的。正确的治疗，应该助消化、助大小便排解。

　　这种对抗性药物和疫苗，副伤害很大，将来还会进一步暴露出来。

　　田：副伤害表现在哪些方面？

　　陈：人体本来有一个正常而复杂的菌群，可以称之为运化能力，或名为体内的正气、卫气。本来，它能够按照自身的发展方向自我调节，人为地加了一些干扰，这个自我调节机制就被压抑甚至遭到破坏了。正常的菌群对人体的发展有它的作用，即便发病，对人体也是好的，人为地改变它，它将来是要爆发问题的。好像它本来自我平衡，不用手杖，您却给了它一根棍子，它一下子就不知道该怎么走了。

　　打个比方，四岁到六七岁的孩子，他体内的麻毒，也就是麻疹啊，本来可以趁着湿火或燥热从头面或者四肢冒出来，加一点力托一托，他出得干净了，之后很少会得皮肤病。如果没发透，往里收了，以后的问题就多了。

　　田：孩子为什么会出麻疹？而且是每个孩子都要经历这个过程。

　　陈：这个麻毒是胎里面带来的。一个是胎里边，孩子的成长环境，羊水里边带来的毒，这个孩子出生之后一定要发出去的。另一个，孩子出生以后，母亲不注重排净产后恶露，这个恶露就会上逆，随着母亲的哺奶带给了小孩。

29. 消炎药把毒往脑袋和肾里赶

　　田：有的孩子不在哺奶期发疹，这种毒要潜伏一段时期，长大几岁的时候才发。

陈：这种毒，有的孩子马上就能发出来，就在哺奶期里发，这叫做"胎麻"。胎麻的爆发是人体的一种清毒的反应，第一次开启了孩子的免疫系统，您不让它透发，不启用汗或大小便将麻毒、痘毒往外排解，让这些毒在体内堆积，毒会到处乱窜，那时对人体伤害更大。

这个麻痘的浊毒，我已帮着清理过很多，对于母亲来说，生产后要马上促排恶露，利用益气养阴、活血化瘀以及通腑泄浊的方药，来清理宫腔内的恶血，化解排除母亲体内的浊毒和瘀毒。对于小孩来说呢，体内的毒一定要把它发出来，这是生命进化的一个必经过程。麻痘脱掉了之后，人就变得透亮了。所以说，发麻疹、麻痘是正常的生理过程。疾病本身有其规律，您不能让疾病冬眠，它总有醒的一天，而且威力加倍。

"天下本无事，庸人自扰之"，这是《新唐书》中的原话，很有道理啊。小孩长了麻疹、长了痘疮，本来就该把它托出来，发干净就没事了。现在有很多医生，都上消炎药对抗治疗，把它压了回去，看外表似乎趋于好转，结果没过多久，就出现小儿肺炎、肾炎了，甚至转变为病毒性脑病或者肾衰，其实就是麻疹、痘疮长到了头脑或肾里边了。小儿皮肤上的麻疹、痘疮之毒，若被往里压抑，可以长到肾里，就难治很多啊。您看现在小儿肾炎这么多，很多就起于小腿上的痘疮，因为治错了，用了消炎和激素类药物。

30. 小儿发痘疮是身体在排毒

田：小孩的痘疮和麻疹也有所不同，痘疮是类似于湿疹样的东西。

陈：也对。现在有很多的小儿痘疮，一个也是胎里边带来的，还有一个，就是大小肠里边有了过多的蛋奶类食物留下的浊毒，消化不了，排解不下。小孩喜欢蹦蹦跳跳啊，蹦蹦跳跳地浊毒就往下走，就在小腿上发了出来，就形成了痘胞，一般是要把它枯脱掉才行的，帮他排解，他才能好的，否则后患无穷。

用消炎药和它对抗，就积在里边了，此时如果仍然不注意戒口饮食，尿浊排不干净，会导致气逆咳嗽。治疗这个咳嗽若还没有清利化浊，就可以引起肾炎。如果是大便不畅引起的发热，经过输液消炎，会出现继发的肺积液、脑积液、病毒性脑膜炎。脑和肾就这样"被中毒"了，一定是这样的。

很多孩子打了疫苗就发热，那是身体在解毒所表现的奋起抵抗，但不可能一两天就把它解掉啊，所以烧还没发透，家长很急啊，就带孩子去住院，打吊瓶。一打吊瓶，有些孩子的烧和毒又被压回了体内。导致孩子反复咳嗽，还要不停地打针吊瓶……如此一来，疹痘还是没有被排出去，接二连三的输液过程忽略了大小便的排解，就会导致肺肾喘不过气来。肺肾无能力排解药液，被浊毒长时间浸渍，宣开和肃降的功能逐渐丧失，不仅皮肤受毒起疱疹，而且所对应的口唇及四肢指掌内也会因循环交换受阻而起疹点式泡疮。

这时候，医院一般会向家属发出病情危重的通知书，此时如果能及早反思而寻求有经验的老中医，急速施予通解与轻宣理肺之药，则有希望解除倒悬之危。若患者家属仍然执迷不悟，孩子的病情可以恶化至肺肾及肠道、指掌及全身皆起泡后身亡，终酿惨剧。

31. 能"发"毒的疫苗才是好疫苗

田：我们的孩子不需要疫苗？

陈：也不是。原来预防天花的牛痘疫苗，还可以，胳膊上会长出疙瘩，那是什么呢？牛痘种了进去，人体免疫系统反抗，要剿灭它，形成了一个警觉，就在种痘的地方发出毒疙瘩，这样一来，人体的正气就认识这个毒了，以后就不怕了。所以呢，脱了痘毒疙瘩后，疤痕表现得越大的，以后就越少皮肤病；没有出透的，疤痕不明显的，他以后较易得皮肤病。

我小时候就种得不好，痘疤不明显，后来两岁的时候，腿上、头上长了癞疮，这个癞，是会频频起痂的，像猪皮一样，这个痂还带有血液，头部的毛发会粘在一起，一点点小疙瘩样的，冒起来的。下面腿上也长了痘疮。这个痘，是以淡黄赤色的液汁为主的，有痘瘀，很痒的，可能长到起码十多岁。我小时候病得很苦的，受尽折磨了。

另一个，我的腿在初中的时候经常发酸发麻，当时没有经验，不懂医学，母亲常带我到城北鹌鸠田张屋，求来黄丹或红丹。这个黄丹、红丹，说是治皮肤病的，《医宗金鉴》里面有讲得比较详细的。但是现在根据我的经验，用那两个治疗湿疹是不正确的，它也是把毒压在了里面，简单的皮肤病还可以，如果复杂的痘疮也这样治疗，就把毒压下去了，就是错误的。所以我腿上经常长疮，很受苦，一直到高中。

我这条腿到现在还没好，看我鞋子的厚度就知道，两边腿脚力量不平衡。以前，我走不了很长的路，走100米到200米，必须蹲下来，在一边歇息。现在，我这边的腿里还有毒，没有完全排除。此毒在于我母亲，坐月子期间，花生吃得偏多，引起上火及乳汁稠滞有关，属于营养化为营液过程中的残留蛋白质及脂类等。

近二十多年时间，由于经常伏案至深夜两点，虽然自己开中药，着力促毒化解外排，多有好转。但是那么多年了，仍有残毒藏在了骨膜之间，藏在那些肌肉与骨膜有精血交换的地方。所以我的双腿到现在还是不平衡的，有时走几百米还要拍打拍打。

田：您也坦诚，敢告知天下自己的疾患。如果有高人帮您治疗，能否接受？

陈：当然接受。我也不是神医，也有我的局限性。我小时候种过一两次疫苗，毒应该还在身体里面，因为未曾激发体内正气，仍未把毒逼干净。总之，能够扶正驱邪、逐毒外出的疫苗才是好疫苗，诱毒外出过程中所形成的疮疤越大，越明显，效果就越好。

田：道理也简单，比如发烧、打喷嚏、拉肚子，在某种意义上来说都是身体的正义之战。所以不管面对什么事物，理念的正确才是最重要的。

陈：对，人体认识了这种病毒，就把它和相关的毒素统统滤掉，这是正面的作用，能扶持人体。现在有些疫苗的作用是消极的，不分青红皂白，头发胡子一把抓，对人体具有一定的副伤害。很多所谓具有广谱性抗菌作用的药物也是这样，进入胃肠或血脉后，它好像是在帮你，实际上是掩盖病情的迷魂药，不少小痒、小痛，因为长期吃这些药酿成了恶性病变，这些案例足以证明，实际上这类药本身成了一种毒，不能被人体代谢掉，也不能被人体识别，慢慢地就积累起来了，就会产生很多的副伤害。越来越多从出生开始就接受各种预防疫苗注射或口服糖丸的年轻人，陷入红斑狼疮或荨麻疹等病症，这是最好的旁证。

田：现在的疫苗种类很多，怎么判断我们需要或不需要呢？

陈：总的来说，大部分打的疫苗、吃的预防性药物都是多余的，有害的。我是这么认为的：任何一种病菌，只要身体自身能把它同化或作为浊毒排解，或者中药可以帮助身体排解，我们都不要轻易打针输液。我呢，三十多年都没打过针，都用中药自我调治的。我是草药的孩子。

不相信的话，可以反观一下预防猪瘟、鸡瘟的疫苗，名目越多，瘟症愈为急速及变化多端，变种也愈难对付。人体的"感冒预防疫苗"发明以后，打过疫苗的人，感冒依然照发，而且，得鼻炎、咽炎的年轻人越来越多。为什么？正气受损！头脑都被搅乱了！

打个比方，破伤风被确诊以后，您打进去疫苗，常常是没有效的，控制不了病情的发展。狂犬疫苗也是，我们这边师范学校一位老师的孩子，九月份被猫爪抓伤，就打了狂犬疫苗，本来挺聪明的一个孩子，打了以后，智商变得平平的了，这就是副作用。

破伤风和狂犬病，我治过几个很严重的病人，濒临死亡。都打过疫苗了。疫苗就没有效果啊，但是中药有效，我用中药促使他的毒被托排出来，被咬伤处的毒及瘀往外枯脱，营血中的浊毒则从大小便排出，最后救过来了。

孩子被猫狗咬伤后，老师、家长惶惶急急地带他去接种狂犬疫苗，注射后，很多孩子出现了智力改变。已经有很多中小学老师，仔细观察到了孩子接种疫苗后的奇怪反应。

32. 女人：体内干净脸才干净

| 田原笔记 |

我是谁？

我从哪里来？

我要到哪里去？

这是西方哲学的三大问题。也可以说，是东方文化的源头。

这些古老的问题，从第一个"人"有了自我意识后，追问就开始了。

生命与身体在一起，身体活，生命在，身体亡，生命逝。生命最大的秘密，似乎就藏在这种莫名其妙的"生长"和"繁衍"性中。

豌豆有豌豆的样子，人有人的模样；高矮胖瘦的遗传中似乎带着某种规律，这种规律似乎可以解释人与生俱来的容貌、身体体质、疾病趋势。从这里可以看到终极原因的光。西方生物学用显微镜一级级地放大、找寻，找到了细胞、细胞核、DNA、基因。东方人呢，没有这些仪器，却用"一生二，二生三，三生万物"轻描淡写地交代了万物由来。在中医学中，对于奥妙的人体，经典医书《黄帝内经》一上来就用脏腑经络、阴阳五行、气血津液描述了身体的物质与功能。

还想要问：气血津液的背后，还有没有源头呢？

◎ 案例现场分析·女人的痛谁能懂

诊室进来一位女病人。

陈：她是什么问题呢，原来做过人流，肚子很痛，受不了，就到我这里调治，调治了两次还是三次，又有孕了，叫她复诊，她没来，孩子就掉下去了。

她的手掌偏凉有汗，心气一定是虚的。这还得结合看看舌苔，才定得准确。您看她的舌头，平伸，边界胖，舌头的正常比例3：5，她的太胖太宽了，"边界胖，胸咽有痰"，您听她的声音是嘶哑的，说明胸咽有痰。

舌头上边还有紫色的小点点，说明身体里有瘀。

再看她的齿龈，色淡，白带一定偏多，是过食生冷，脾失健运引起的。

痰、鼻涕和异常的白带都是体内的浊毒

田：这个案例的关键词是"胸咽有痰"，身体有痰。说到这个痰，很多人对此并不陌生，更谈不到恐惧。而中医里面的"痰"确实是很多疾病的罪魁祸首，或者帮凶。

陈：这些痰、鼻涕和异常的白带是一路的，都是体内多余的营养物质。

正常情况下，鼻涕和女人的带下是人体正常的津液，一个从人体的肺部里分

泌出来，润滑肺部，到了鼻子里保护鼻黏膜，一个在下边保护阴道，这样，阴道的黏膜就不会干燥。

但是，如果脾肠的运化不好，多余的营养在津液里边就变成了痰，变成了鼻涕，变成了黏黏的白带，它们都是一个性质。时间长了，痰就堵在了肺和喉咙里，鼻涕就堵在鼻腔里，排不出来，就变成鼻炎了。白带也一样，内阻久了，就容易积留，容易产生炎症。这个带下有两种，一个是白的，一个是黄的。鼻涕样白的，若转变为腐渣，原则上都是消炎药吃多了，对抗凝聚，就变成了豆腐渣一样的白白的东西，这时被称为白淫。白带呈黄色的是湿重，如果消炎抗菌素在里面对抗久了，就会变成黄油一样的腐臭物，此时称为黄淫。白淫和黄淫，都会具有阴痒的表现，而且会传递于咽嗌，导致缠绵之苦。

牙齿发黑，肾有瘀毒

田： 还是生活方式病，而女性门诊量也在节节攀升。

陈： 她的牙齿很不好，长了一点点的黑东西，肾主骨，肾不好了，这里就有了瘀毒，才会长黑点，一定是这样的。

其实，《黄帝内经》把什么知识都讲得很清楚了，只是您不能理解到位。如果不懂《易经》和《道德经》，您就理解不好，这两本书对理解《黄帝内经》是很有帮助的。还有一类书诠释了中国传统的相理和命理，也应该了解。它们之间是什么关系呢，其实《黄帝内经》里提到的《太始天元册》就讲天干地支嘛，它是论十大粒子的。十天干，十二地支这些基本粒子每时每刻都在运动，都存在一定的相互关系，这对于理解人体的生生化化很重要的。

您再看她的上下唇，一点一点的，有浊毒，这边有癣。上下唇及其下两侧之疹毒对应她的卵巢和阴道口有瘀有毒，月经一定不好，经常不舒服。脾有了瘀毒，月经一定也瘀，容易有紫色的瘀块，因为脾主运化及统摄血液。

田：牙龈的确有了一点点黑黑的瘀毒。

陈：她吃东西、刷牙的时候，经常会感觉牙齿发冷，还会出血，这是脏血。

她不能多吃西红柿，吃了更糟糕。西红柿的酸，容易破坏别的营养物质，它的性太偏了，虽然也很有营养，但是人体的酸碱度被进一步破坏了，其他营养的吸收都会受影响。现在有一种水果型的小西红柿，宣传说里边富含维生素，可以美容。其实这样说的人根本不知道美容的道理！这只是实验室做出来的结果，不是人体里的真实情况，脱离了人体这个客观环境，就是错误的。

田："胸咽有痰"是她最大的问题，痰不除掉，她的气机就不会通畅。

陈：就是啊。这个气机属于阳嘛，气机不畅，气血的循环不好，气血循环不好，痰就更容易生成。长期这样下去就是恶性循环。上下唇有浊毒，还长了癣，就是气机不畅的表现，她的白带偏稠，堵在那里，好像鼻涕一样，不舒服。

上口对下口，上嘴和下嘴是很对应的，观察生殖系统的问题，就看唇态。人体的所有外在表现都是有内在根源的，而且是精准对应的。

女人病背后的男人病

田：白带内稠的信号，竟然表现在她的脸上。这样的望诊的确与众不同。

陈：是躲藏不了的，说明她的子宫内膜一定不干净，这和她的男人有关。她的男人，之前也在我这里看过病，精液偏稠，稠是什么意思？表明精子的活力不足。凡是精液稠质的，他的精子就活力弱，因为难以液化，精子的游动受限。

但这个不是阳虚，而是"湿阻食积"。

腮冷的，才是阳虚。脾肾阳虚，下焦有浊毒、伏湿聚集，气血的通行受到了阻碍，腮就会发冷。再一个怎样看精液稀薄，就是里边没什么精子，这种人在望诊中比较容易看出来，不怎么长胡须，喉结不明显，下边有时还很痒，这三方面是对应的。

田：（问病人）你们看病不多问几个为什么吗？

女病人：不用问，我们有什么病，陈医师坐在这里，就给你指出来了。

陈：有些人问的很多，我全部回答他们。

田：那您现在知道为什么流产了吗？

女病人：（笑）我知道了。

性解放带给女人的伤害

陈：打个比方，现在不少年轻女人，性解放嘛，二十四小时内就和三个人进行房室，那三个人的精子，就在女人的宫腔内游荡，这几个男人的精子会相互排斥，他们之间是要打架的，互相厮杀，导致毒积于子宫内，非常厉害的，后果就是生虫毒。古话说"三精合一毒"，这对女人来说，其伤害是很严重的，在灵魂和肉体两方面都会逐步体现的。

极少数的一些女人，她的性功能很强，她能排出的液体很多，就把进入她体内的精子都排出来了，但这种人是极少数的。我救治过很多人，因为三精之毒不能受孕的人，她们很痛苦的。

再一个，现实生活中，男人、女人都是反对第三者的，就目前的情势而言，却又不乏甘于做第三者的女性，成为第三者的女人会有心理上的恐惧啊，有时候，她们的对象不止一个人，恐惧就积在那里，这种情绪也是毒，精毒也更容易堵在里边。

像这种妇科病，您没办法治得过来啊，性解放了，在性这方面没有了适当的约束。很多人以为，解放、自由是最好的事，其实这是要让自己经受永无止境之折磨的，因为追求满足而不知羞耻和约束，最终是要出乱子的，只有适当的满足和适当的约束同时进行，一个人才能有真正的"性"福，不然，都是要伤害身体的。任何事情都要从对立两面来判断，一个人，有时对性的要求是平淡的，这是正常的，就像肚子不饿，自然不会想着要吃饱一样，周围环境老在提，老是刺激他的欲望，引起性激素水平异常性地升高，反倒会"不满足"了。

田：现在的女性病越来越多，现代生活方式难辞其咎，早孕、堕胎和人流，还有女性的炎症、月经问题，不孕不育这些病看起来是个人的疾病，其实很大程度上都是社会病！

陈：这与社会环境及传媒促诱年轻一代急功近利，导致物欲与情欲过度膨胀密切关联，还与对抗性药物及激素类药物的治疗、环境污染等不可分割。

田：您在治疗女性病的时候，基本法则是什么？

陈：实际上我对疾病的认识及其治疗基本大法就一个，分清肥瘦、气血虚实、温清消补，调和经带、健脾化浊、理气疏肝。这在治妇科病时是很重要的。

分辨体质的肥还是瘦是一个前提。肥人多阴湿，瘦人多燥火，对应的治则就有不同，肥人逐痰脂，瘦人解瘀毒。

再一个，分辨是气的问题还是血的问题。总体来说，女人病，血很重要，但是有的时候女人也会气滞，也就是现代人常说的抑郁。气的升散受阻碍，滞住了人就郁闷了。脾为生化之源，气为血的依托，脾不健运则失于源头，浊不化排则肝肾心肺皆受其苦累。因此，宜健脾化浊。

肝为血之库，然而，气行血才行，因此，还宜理气疏肝。能这样认识经带胎产与气血营卫之间的整体恒动性，妇科的各种问题都可以逐步解除，能使肥人健美，能使瘦人壮旺。

气，是推动血液循环的，气，还可以抵御外邪，它是排除外邪的重要力量。只有我们的阳气，才能把病消灭。就好像很多皮肤病，它是厌氧菌群引起的。这种细菌，是害怕氧气的，您把它托出来了，它才会死。如果您把它堵在身体里边，它就很高兴，比方说破伤风，您把伤口露开，破伤风杆菌就被氧气杀死了，如果您把伤口包裹住，它就往里进，破伤风就发作了。为什么好多外伤性疾病应该采取开放治疗，而不是简单的消毒加绷带，就是这个道理。

体内有益的菌群紊乱了，很多病就会发作出来。必须促使脾肠健运，气和血都强壮起来，才能从根本上消灭细菌和病毒。

女人必备三大药

田：确实看到很多女人气滞血瘀，导致月经和子宫以及乳腺出现问题。一些妇科专家推崇逍遥丸，意在疏肝解郁，解决女人的问题。

陈：女人的气郁，必须得通，让浊气下降，清气上升，升降正常了，月经才能正常。逍遥丸，原来是蜜制的大蜜丸，效果还可以，现在都改成水丸了，机器做的一小粒一小粒的。我觉得少了蜜效果不行，就要以前传统的大蜜丸才有效。制法不传统了，药的功效也丢了大半。

女人常用的方子，一个是逍遥丸，调气的，女人生了气，都可以用它；一个是归脾丸，对脾虚所致的血虚，疗效可以肯定，但剂型改成小丸以后，疗效大不如前。如果有痛经的话，失笑散也很好。

田：丸药难买，咱们自己做行吗？

陈：您可以自己制嘛。打个比方，失笑散，就两味药，蒲黄和五灵脂，有的时候这个蒲黄，要加炭蒲黄，炒成炭状的。打个比方，有些月经病，来的时间很长，就要用当归补血汤，加炭蒲黄，适量的仙鹤草，效果会很好的，止中有活，补中带排解。原来堵在里边的，自然被排掉了。这个过程像什么呢？打个比方，就好像夏天的池塘里面，下雨之前，池塘底下热啊，鱼在里边，缺氧，很辛苦。怎么办？

您在上面放清水，让下边排浊水，这样才能改善水里边的环境。蒲黄和五灵脂是行气的，它俩一起排解体内的瘀毒；蒲黄炒炭，和仙鹤草一起，是止血的圣药；再用当归、黄芪给人体添加新鲜的气血，这样才能体现清中有补、活中有止嘛。

自制逍遥丸

〔材料〕柴胡 100g，当归 100g，白芍 100g，白术（炒）100g，茯苓 100g，炙甘草 30g，薄荷 30g，杏仁 80g，郁李仁 100g。

〔制作方法〕①以上九味，研成细粉，过筛备用；②炼蜜：称取一定量的蜂蜜于蒸发皿中，加热至沸，继续炼制成黏稠状，捞去漂浮的泡沫，至略带光泽即可；③按每 100g 粉末加炼蜜 135~145g 计算，共需 1000~1073g 蜂蜜，合药时，蜂蜜要趁热（60℃左右）加入，充分和匀，能随意捏塑即可。④制丸：搓条，粗细要一致，表面光滑，再分制成大蜜丸即可，每丸大约重 9g。用纱纸包裹后蜡渍外表，或装于蜡壳中，可防止发霉等。

〔作用〕疏肝气，润肠道。

〔用量〕口服，每次吃 1 丸，一天早晚各一次。

自制归脾丸

〔材料〕吉林红参 100g，白术（炒）160g，炙黄芪 80g，炙甘草 30g，茯苓 160g，远志（制）60g，酸枣仁（炒）80g，龙眼肉 80g，当归 160g，木香 40g，大枣（去核）40g，川黄连 30g，旱莲草 120g。

〔制作方法〕同上。

〔作用〕健脾益气血。

〔用量〕温开水或生姜汤送服，每次 1 丸，一日 3 次。

自制失笑散

〔材料〕蒲黄（微炒）、五灵脂（淘去砂土，炒香后用黄酒浸渍），研成粉末，等分。

〔制作方法〕研成粉末，混合。

〔作用〕活血化瘀，调经止痛。

〔用量〕每次取 6~8g，加入 30 毫升米醋调成膏状，加入水 150 毫升，煎至 100 毫升，痛经时热服。加田七、炒瓜蒌仁则可治疗胸痹心痛。

进补的前提是不断地排毒

陈：补，血虚以补血为主，重用当归身，可以用到 30~50g，酌加益气之品，但是补中一定要有排，不断地补，不断地排，大小便两个方向必须同时保证通畅。

我曾经治疗过一个女病人，45 岁，闭经引起了肥胖、高血脂、高血压和高血糖，我就重用排法，补中带排。如果您不帮她排，光是补，她会很不舒服的。这个病人在治疗过程中，从下阴部大约排了一脸盆的浊物，全是瘀血和鼻涕样的东西，很臭的，排完之后，她感觉非常舒服，三高也自然解除了。

田：这个思路真好，排与补同时交替进行，才是阴阳之道啊！还有一些女人，出现崩漏，而不是闭经。原因也是体内堵了，被浊毒堵住了？

陈：对。这是生命本能比较强的。她的身体正通过崩漏，用血来把瘀堵的东西冲出来啊。浊毒堵在子宫，子宫内膜每个月都会增生，然后脱落，形成月经嘛，她的内膜被浊毒干扰了，功能不正常，一来月经就血崩，送进医院，医生说要做清宫，否则血止不住，做完了之后，血算是止住了。可是，一年总会有那么三四回的崩漏，流血非常多，流到最后都没劲儿了，坐都坐不起来了。反复不止，很辛苦的。这样的人，来月经的时候，一定得通过补气益血，帮她将凝聚在子宫内膜里的瘀浊大量地通过月经排出，不能止血的，一止，便又堵住了，排完之后就舒服了，月经也会准很多，经量也会恢复正常。

有的人以为月经流多了，血虚啊，要食补，吃很多高营养的东西，这就糟糕了，如果吃阿胶合人参就更糟糕，胸口会堵得要命。必须吃些清淡的才会舒服。

33. 绝经，悄悄关上排毒的门

| 田原笔记 |

访谈写作到这里，我的内心感慨万分。女人啊，你还要懵懂多久？从女孩到女人，我们的身体演绎了山重水复，人近中年，理性的光辉还没有照耀到心灵深处吗？身边有三四个女友，在几个不同的转折点上，她们或多或少都经历了一番颇不平静的身体异常。她们的疾病看似无缘无故，实则是亲身遭遇了"经带瘀堵"，小小微恙甚至朝向大病发展，令人扼腕。

还有那些选择摘除子宫的女人，痛苦也许更为深切，也就难言！

一位女性读者在来信中述说："术后的第一个反应是咽痒咳嗽，咳了几个月，吃一些镇咳药好些，一停药又犯，慢慢地，咳嗽少了，留下咽痒，异物感，一直没好。出汗也变得厉害，夏天稍一活动，汗像水一样流。再就感觉身上到处发痒，特别是耳孔和外阴，痒得止不住，常常抓挠出血来。过了几年，体检又查出了卵巢巧克力囊肿。"

女人，你的名字真的是弱者吗？

田：身边一位女友，去年绝经了，55 岁女人绝经不是很自然吗？可是她的身体还是出现了异常，爱感冒，易失眠，入秋以后一直咳嗽，时轻时重，这一咳就是半年的时间，西药中药都吃遍了，今年夏天一次咳嗽导致了一根肋骨的骨折。

绝经的女人，她们几乎都有一个共同的初期症状：咳嗽。这是为什么？

陈：在我的理论中，咽喉对应的是女性的尿道和宫颈、男性的前列腺。这个部位一出现异样，就说明下边对应的地方积蓄了经带之毒，她的月经和白带一定是乱了，堵塞了。只有恢复女性这个天然的通道，才能解除全身泛发的症状。这就需要临床辨证用药慢慢疏导。

田：还有现代女性过于轻率地摘除子宫、卵巢。我在山西寻访王氏女科传人时，他们也曾说起这个社会现象，劝说女性朋友要珍视子宫，并谈到丧失这个通道的严重后果：血液的定期更新受阻，会导致身体的潮热、烦热，熏灼脏腑。切除卵巢更相当于把女性的"阴性"连根拔除。

但在绝经、子宫摘除术的相关继发疾病中，这个小小的咳嗽并没有得到关注，更谈不上正确的解读。王氏女科一语道破"子宫好，女人才好"，引起女人回归"身体家园"的大潮。您今天又点明了咽喉和尿道、宫颈的对应关系，更方便了女性从细节上体察自己，特别是绝经后的这个女人群体，平安度过绝经期，将会收获一份更为从容的夕阳红。

陈：更年期的女性，应该通过学习与交流，从容面对生理转折的风浪，注意饮食宜忌，学会自我放松。在这里也要提到一句，子宫摘除后的女性，对待过往的生理变动要处之泰然，最好将精力转移于了解中医的保健养生知识上，中医于修身养心大有益处。休闲时多到户外去活动，爬爬山，看看海，从高山和原野、流水和大海、花草树木、鱼禽鸟兽、日落与日出等自然景观中获得感悟，获得乐趣。生机盎然的大自然，一直在默默地抚慰着我们的身体和心灵。

◎ 案例现场分析·红斑狼疮爱追聪明女孩

田: 女性的炎症、月经病和不孕等问题日趋严重，应该说已经引起了社会的关注。除此之外，女性哪些其他疾病也有多发？

陈: 皮肤疾病也很高发。

主要还是营养过剩，表现在多余的营养堵在肌肉与皮肤之间，要排出来的没出来；一个是生理过程的，废气废液，如激烈运动或食饮燥热之后，皮肤要排汗的，如果不排，就要起疹毒。但是很多人，运动之后大量喝冷饮，打压汗液出不来，就慢慢地成为积毒。这时候，能托出来就很好。

还有一种情况，是病理产物在肌肤或体内的器官组织中滞留，未能被及时化解排除，可以发展成过敏、药物性皮炎、肌脂瘤、淋巴肿等。如果身体有排出来的趋势，长了痈肿，应该促使它枯脱，但很多人用激素药一抹，坏了，又堵在里边了，就会更严重，有的甚至恶化为痈毒或坏疽病等。

| 田原笔记 |

前边是诊室，后边是居住的小院，构成了中国传统坐堂医生的出诊模式，一名医生在一个地方，一扎就是一辈子。来就诊的病人，乡里乡亲，都是熟人。他们来了一次，就会来第二次，看上的，除了中医大夫高超的医疗技术，更是一种乡情，这份乡情，构成了医患之间的一种天然自成的和谐关系。

今天，诊室里来了一位年轻的女士。

陈: 她的问题，一看就要知道，红斑狼疮，形状长得像蝴蝶一样的红斑，一片一片的，表面的皮肤发硬，感觉一剥就会掉下来似的。但是碰一下就痛得要命。

像她这个，身体现在是干咳少痰，胃气厥逆，影响到脾了，肝脾不和。脾主肌肉嘛，原来积攒下来的毒，就形成了皮下紫绀，加上肌肉下边出血，皮肤就青一块紫一块的。您看这个人，上下睑黄晦，胆囊，甚至肝也有病，所以说是综合性的，快要成为尿毒症的了。她历来是胃阴亏，如果被当作食道癌、胃癌（来治），会很快死掉。

她需要的是解毒，您看她的两腮，很瘦嘛，这两边的营养物质很差，气不足。两腮对应的是脾肾，它常常与下肢的大腿对应，有些人腮部长了疮，他的大腿内侧常常也会有对应的疮毒；如果两腮发凉，说明脾肾阳虚。这样的人，往往肾功能不太好，常常会感觉腰酸困顿。因为红斑狼疮，全部是脾肺血液积毒导致的。如果坚持治疗，红斑狼疮的毒会一点点地排出来，这里的皮肤完全都有可能恢复。

她前段时间来我这里治疗过几次，现在好多了，您看这个疮已经干瘪一些了。前段时间她还拿防腐的药泡过，如果那时不泡，现在已经缩得很小了。但是还要注意饮食，一旦吃错东西，马上就会反复。像她这样，切忌生冷甜腻的食物，打个比方，生冷多汁的西瓜、柿子，或者海鲜。这些都是海里边长大，偏寒凉的食物，本来脾阳、肾阳就已经很脆弱了，根本受不了这些寒凉食物的冲击。还有一些甜腻的食物，像冻葡萄、糯米年糕，和一些含高异蛋白的食物，像鱼肚、牛肉、虾、蟹等，脾胃不容易消化，容易生痰的，痰浊多了，小便就会变得混浊，还发臭。体内的毒一多，红斑狼疮会发作得更厉害。

她体内的瘀毒，一般的中药是解不出来的，必须用血竭、乳香、没药，这些都是树脂，含有挥发油，气味浓烈香窜透表。前一段时间她的胃气比较弱，我还不敢用，怕药对胃太过刺激，用的都是平淡的药。调了一段时间，现在胃气壮些了，顶得住了，才敢用的，现在把这几个药合起来用。

田：现在她体内还有很多瘀毒？

陈：一定的。您看这里，鼻尖内有赤痧点伏藏，血丝隐隐，很明显啊，赤痧点对应瘀毒，血丝示意微血管交替失于平衡。整个鼻子对应脾肺和肠，鼻子中间对应小肠，散精的地方，鼻翼对应肺和大肠，这上唇是脾和降结肠，下唇是脾、肾和升结肠嘛。有一部分人喜欢不开窗户启用空调，他们不懂啊，人为地制造歪风邪气，有的病人本来不会死的，受了冷气、积了寒，或受电热风吹烤促使鼻肺干焦，结果死掉了。记住通风，自然风最好。

田：临床中红斑狼疮，男性得的少，女性得红斑狼疮的人多，尤其是一些漂亮的女性，还是很聪明的女性。遗憾的同时也值得大家思考。

陈：聪明的女孩子，想得太多，操劳了，过思了，思则伤脾，就伤了她的脾肠，二便的排解就不太好。还有一个就是月经期间穿得少，受了风寒，经带紊乱，月经就不来了，这条排毒的通道堵上了，这个是重要的原因。再一个吃错了东西，引起发热，一发热，就上医院打针吊瓶，加上月经闭掉了，药水又积了寒毒，就只能往上走，肺就受损了，肺主皮毛，就生出了红斑狼疮。

很多女大学生得了红斑狼疮。她们的发病经历很简单，就是月经期间感受风寒，关节疼痛，经行淋漓，误止于内，导致恶血被堵在宫内，逆乱到肝肺。

还有人忧郁、恐惧及食伤，促使胃肠道疾病缠绵难于解决，体内酸碱失衡，导致气血循环失常，表现为关节酸痛，唇口及手掌起疮，就成了红斑狼疮。关节痛，说明肺、脾、肝里面有了瘀毒，口唇和胸肺不舒服，进入了血液系统，就有了疹毒，红斑狼疮就是一步一步发展来的嘛。《黄帝内经》里就有说到，这是病理传变和病象传变的过程，这些传变最初都起于脾肠。一定是这样的过程，如果中间再加上一个用药错误，还会有一个表现：唇口这边长出点点。

◎ 案例现场分析 · 月经被"暂停"的女人

诊室里另外一位女病人。

陈： 她得的是结肠炎。您看她的舌头，平伸，舌尖收紧，有剥相。能够平伸，说明体内气机还不是很乱；如果向下耷拉，说明下边肝肾虚，腰腿没力气。如果紧张着向上翘，说明上边心肺躁动，多数有心烦多梦，晚上睡不好觉的困扰。她最明显的问题在舌尖，舌尖收紧，糜剥样，就好像皮表剥掉了似的，有瘀点，这里对应她的肺与大肠，说明她有肛裂史，有结肠炎，这是一定的。

再就看舌的动态，这也是在看舌的神。有些人的舌头伸出时会不自觉地搅来搅去，还有的人是震颤，这样舌的功能就不好，气乱，心烦，不安定的。

田： 看舌头就知道身体内哪儿有疼痛？

陈： 也是看舌的动态。打个比方，舌边收紧的，酸主收，舌边收紧状对应体液酸性偏高，导致肝气总是处于一种紧张的状态，肝主筋，收紧就表示筋的伸屈受阻，那您就会推测到这个人筋骨关节常常酸痛的啦。舌头颜色有青紫，对应有风和瘀，有风，身体里就会有走窜样的疼痛。有瘀，则是位置固定的刺痛。就是这样看病的嘛。

她手的指掌偏凉，掌心有伏热，对应肠胃有伏湿。她的下肢，毛囊有点堵塞，对应肝脾气偏弱，她的月经一定会因为气弱血虚而乱后、推迟的，而且月经来的时间还不长，因为少血。来我这边看病的，很多女人的下肢毛囊是堵塞的，这是因为之前在西医那里用错药了，打个比方，她的月经不畅，医院用了催经的黄体酮这些药，这个月的月经催下来，第二个月再催，她的月经量会越来越少，第三次再用，几乎少到只剩一点点了，一定是这样的。用多了以后，毛囊就堵塞了，因为月经那条通道堵塞了，很多浊毒没有排出去。

田： 其实也就是黄体酮把她月经的正常规律给打破了。是无奈的治疗下策。

陈： 子宫本来就像一个海绵体，很有弹性，但是她的子宫弹性消失了，您看她的舌根两侧呈厚浊样，舌根两侧对应的是卵巢和子宫，还有女性的乳房，说明她体内的经带之毒在卵巢和子宫里聚结，卵巢和子宫就会收紧，处于一种紧张的状态，子宫就渐渐没了弹性。

您看她的喉结偏大，对应于她有尿浊引起的尿道炎病史，尿道口附近有积毒，就引起了宫颈炎，宫颈炎会导致咽喉不适，时间长了，咽喉这里一定会大起来。

她的口角，有些青筋盘踞，说明她是个很能干的女人，过于操劳了。凡是目外角纹路多的，这样的人，操劳的事很多，她生性是这样的，操劳过思就伤了她的脾肾及肠道，导致二便排解不够好。我们前面说过，齿龈是对应脾肠的，她的齿龈淡就对应脾虚、血弱、血红蛋白浓度偏低。

这个牙齿和齿龈是分上下的，上下是有所不同的。牙齿本身对应肾嘛，肾主骨生髓，齿为骨之余，这个齿龈淡肿，对应的是脾虚湿阻。须知口唇的上下咬合又反应了体内气机的下与上，上牙齿和上牙龈对应的是胃和肾，胃主降，胃气下降如果出现了问题，就会在上牙齿和上牙龈表现出来。脾主升，脾气的上升如果出现了问题，就会在下牙齿和下牙龈表现出来。对于口腔溃疡及牙病患者而言，能够结合上述对应关系组方，疗效一定良好。

田： 她的脸色还有些发红。

陈： 这个红，如果是不热就好，如果发热，就不够好。有些人两颧会发红，还会潮热，这样的人心会烦，天天感到热乎乎的，就是对应胸肺间有蕴热，以前吃杂了，脾胃不好，大肠和膀胱的下排能力不足，升降的气机乱了。

有的时候，肺的气化功能太强，氧化得太厉害，表皮的毛细血管就扩张啊，也会红，像典型的高原红，就是这样来的，因为在高原地区，氧气稀薄，肺的释放能力太强了。

那些皮肤长癣长疮的人儿

陈：她原来长很多癣，全身都长，一个湿疹，一个手癣，比牛皮癣更不好治，很厚的，以前拍过照片，现在好了很多，她就不愿意照了。

癣这种问题用西药是治不好的，我用中药帮她排经带浊毒，经带这条排毒通道恢复正常后，组方中加上白鲜皮、蝉蜕和连翘等，这些癣也就容易脱掉了。

田：她今天看上去很好啊，为什么来的？

陈：她想要再生第二个孩子，过来调理。得了皮肤病，生不了小孩，她爱人也是，下边长了疣。皮肤病好了，才能怀上孩子的。特别是下面有皮肤病的，女人一定要排白带，白带不排干净，子宫恢复不了，不会生小孩的。这种病我治过很多，有的调了两年多，排了很多白带，才恢复。

月经白带不能正常排解的人，发出来的那个手癣啊，很痒的，很多人以为就是单纯的皮肤病，其实不是，都是月经和白带不调引起的。

田：见过一个月经不好的女人，她说自己手上就长了这样的"脚气"，看来就是现在咱们说的经带之毒。如果是男性下肢长癣，也是生殖系统的原因吗？

陈：男性，那一定是他的大肠、直肠和前列腺有毛病。从部位上来说，下肢长癣是脾肾及大肠的毒，如果是上肢长癣，那就是肝毒和肺毒。

田：这些看起来是皮肤病的问题，如果没有及时治疗，以后会怎样呢？

陈：哪里来的毒，最后还要归到哪里去，会引发内脏重大疾病的。打个比方，皮肤的毒，最后一般要影响肺的，肌肉里的毒，最后要影响脾的，您不让毒出去，它会回到表与里所对应的地方。很多人的肺癌和肝癌，都是在这个过程中产生的，您要真的好转，必须出毒。

如果皮肤表现了"出毒"，一定要抓住机会从皮肤上把毒托出来，托出的毒越厉害，他内里受的痛苦就越能减轻。

田：像肺癌、肝癌的患者，您采取怎样的排毒策略？

陈：治疗这样的病人，体内正气被唤起之日，100% 会有疹毒出现于体表的头面、项侧、前胸、后背等。

如果是脾脏的毒，腰腹及腿上会长出很多疮的，还有很多妇科病导致不孕的，也都会在腿上长疮，把这些疮发出来，出完了，基本上子宫里的毒也就排完了。

田：学习中医的人都知道，十二经脉内连五脏，外通皮肤，每一寸皮肤，都可能成为其相应脏器的排毒通道。肝经、脾经和肾经，从腿足的内侧与内脏相连，肝脾肾有了毒，会从腿足排出体外；心经与肺经，从手与心肺相连，哪一条经血多，血里的毒多，经络就会在其相连的皮肤上开个"火山口"，让里边的毒爆发出来……所以，我们发现皮肤上这些"火山口"时，不能用膏药封堵了事，应该读懂它所传递的真正信息。

陈：还有一些人的疮长在耳朵后面，肾开窍于耳嘛，耳朵后边长出一粒粒鱼卵样的东西，须知这些浊毒起于腰肾及肺咽，对应性是很明确的。

临床上还能见到很多长疮排毒的地方，只要您仔细观察，就能找到与它相应的内脏；找到了它与内脏间的联系，就能有相应的方法帮它排毒。

肺癌之前的信号：咳嗽、皮肤病

田：我们以肺癌为例，难道肺癌患者在发病确诊之前会发生肺系统的疾病，也就是身体曾经发出过一些报警信号，只是没有人在意，甚至遭遇错误治疗？

陈：很多人是这样。其实报警信号很多，其中有两个明显的小症状，一个是咳嗽，一个是皮肤病。因为这两个信息太常见了，大家觉得稀松平常，就没有重视。或者说，是去就医了，却治错了，咳嗽治错了，皮肤病治错了，本来应该排解的毒，就都堵在了里边。打个比方，痔疮吃错了药，大肠积的毒往下走不通了，就向上逆传，由腑传入了脏嘛，肺与大肠相表里，本来痔疮长在了大肠的外边或里面，它逆传了，就进入到肺里边了。

这个逆传，很多病人自己就很有感受啊，气机向上逆，他就心跳得厉害，胸肺不舒服。上来的本应该是清气，结果浊气逆了上来，怎么能舒服呢？浊气向下，清气才能上升，才能到达皮肤，滋润肌肤，如果清浊失常了，皮肤就出问题了。

田：在医生看来，病人的一切外在表现，一切自我感受都是很重要的信息，不可疏忽啊。我们自己更应该关注自己的感受和细微变化，还是一句话：细节决定成败。

陈：就是应该这样！在我看来，有的医生只抓表面现象及一些数字，不询问病人的真实感受，不追究产生病灶的道理所在，这是很不尊重事实和患者的。其实，一切疾病，都可以归罪为八个字——"排解失常"或"运化失正"。

我治过很多重症病人，其中有一名肺癌的患者，肺癌骨转移，很重的，转移到了骨膜上，锁骨肿，骨头坏死，经过治疗后，她半年都没有痛过。前些天又有点痛，吃了蒲黄、田七、败酱草、薏苡仁、茜草、桔梗、甘草、杏仁、枳壳、炒槐花、炒莱菔子、炒山楂等药组成的方子，效果很好，许多人感到很不可思议。

她病起于吃错了食物，引起气逆，咽痒作咳，接受了对抗性治疗以后，感到满闷、肩项困痛。反复折腾半年多后，转为肺纹粗、肺积液、便秘、尿短、发热咳嗽，又过了半年多左右，诊断为肺癌，接受了两到三次的放、化疗，又发现癌转移到了骨头上，很惨的。

女性肺癌，80%都是尿浊和妇科病引起的，治错了，会剧烈咳嗽，因为肾不纳气了，也有的人喉咙痒痒的，就是咳不出痰来，还有的人膀胱长出结石，又治错了，打吊针，用对抗性的西药，堵在那里形成一团脓毒，进而影响气血循环。

34. 过剩的营养就是浊毒

| 田原笔记 |

　　刚刚落下帷幕的第57届世界卫生大会通过了一系列保护和促进人类健康的文件，其中一项就是向肥胖症宣战。

　　《光明日报》报道，据世界卫生组织（简称"世卫"）统计，全球肥胖症患者达3亿人，其中儿童占2200万人，11亿人体重过重。目前，全球因"吃"致病乃至死亡的人数已高于因饥饿死亡的人数。

　　世卫专家指出，肥胖症的直接后果是导致心血管疾病、癌症，容易诱发糖尿病并使人的寿命减少10余年。然而，全球"减肥"的主要症结在于西方国家食品工业财大气粗，他们通过广告宣传左右着人们的消费趋势。另外，不论快餐还是甜食，毕竟受到部分消费者的喜爱。据悉，到2006年，美国食品公司必须在产品标签上注明对身体有害的脂肪含量。美国18个州已经开始征收"肥胖税"。欧洲许多国家也将对食品公司抽取"肥胖税"。英国卫生部门发出警告，如果食品公司不采取切实措施，将全面禁止"垃圾食品广告"。

　　世卫专家指出，健康的饮食应当在保持营养和适度消耗中找到平衡。随着"全球肥胖症"现象的加剧，一些著名的医药公司投入人力和财力研发新型减肥药。近百种新型减肥药物正在开发研制中。然而，医学专家建议，药物减肥只能作为辅助手段，良好的饮食习惯最为重要。

田：的确，我们谈到生活方式病的时候，首先映入眼帘的就是随处可见的胖人、胖孩子。您的观点是由于我们吃得越来越多，越来越好，运动越来越少，因此都在储备"身体垃圾"。

陈：应该说近 20 年，我们所处的环境越来越容易造成肥胖，也就是说这个环境您无法改变，随时随地您都可以买到食品和高热量饮品。很多专家也在研究中认为：我们人类天生偏爱甜食和含脂肪的食品，因为早期人类狩猎采集时为了生存而吃这类食物。它们含有我们人体所需的营养，让我们得以为饥荒季节储存更多能量。

问题是现在没有饥荒季节，我们还在吃同样的食物。

田：好像有人说，人类自始至终都想吃得好些而干活少些。这些都是天性，我们无法改变我们的生物规律。

陈：所以这给我们医生带来了很多负担，好吃的吃得太多，不仅仅是肥胖的问题，还有各种疾病潜伏在里面，而且，医生可以开药给他吃，但你无法阻止他吃什么。从古到今，中医人一直有一句话，就是"看病不忌口，坏了医生手"。所以很多人都是因为饮食不当而反复地发病，这一点我很痛心。

田：所以在您的理论框架和实践经验中，好像病与不病的区别渐渐淡化了，更多的是身体逐步积累与改变的一个过程。

陈：认识现代病，一定要认识"浊毒"两个字，这个"浊"里边，有营养物质。实际上，"浊"，包括蛋白质和脂肪，它们过多的一部分没有被完全消化，在人体内变成了浊。这些没有被身体利用起来的营养物质可以生出很多不好的东西。

田：各种疑难杂症，不管是红斑狼疮，还是癌症、不孕不育，可能最开始就是发热或一个小小的咳嗽，或是皮肤长了一两个疙瘩，再往前追溯，也可能是娘胎里带来的胎毒……从根本上来说，是人们对生命本身的规律认识不足。

陈：对。蛋白质、脂肪，这些营养物质进入人体以后，变化范围很宽泛，它们可以转化成人体的热能，生化肌肉、经筋、骨髓，构成人体。但是，如果多余了，也就是营养过剩，就会成为积聚肿瘤、滋生菌毒和虫毒的营养原料。

浊变成毒，也有一个转换过程。浊物一停下来，身体的排异系统本能地就会跟它对抗啊，这就会形成炎症，如果对抗不了，反而被污浊同化了，就会变为脓样的毒，就好像蜂蛹一样。很多炎症，其实都是一种排毒的反应，这里边的组织，都跟蜂蛹似的，周围是黑的，里面有小虫蛹的样子。

我给病人拍过很多照片，这些脓毒里边有的是呈点点样的，有的就是饮毒，它外边发出来一个脓疖子，平顶的，黑色的，您不要压住它，要让它发出来，形成饮疮就好了。

田：饮毒和饮疮不同吗？

陈：当然不同。饮疮多一个"疮"，是发出来的。为什么要这么比较？疮发出来了就好治；饮毒还在里边，让人难于发现。

田：这个饮毒好像还分阴毒阳毒。

陈：对。这个饮毒还要进一步区分，分两种。一种是凸起来的，一种是凹下去的，凸起来的叫做阳毒，凹下去的是阴毒，这个区分是很重要的：凸起来的，是营养过剩的、身体在急速反应的，病情正在快速发展；凹下去的，身体阳气是虚的，缺少了点力气，反抗不起来。这两个在治法上是不同的，阴毒宜用阳和解毒汤加减，阳毒宜用清瘟败毒饮加减。

但是，如果我们把癌症也理解为发出的毒，那么，它很少是单纯的阳毒或阴毒，都是合在一块的，打个比方，鼻咽癌，鼻腔内的鼻中隔，这个病灶起于脾肠，咽喉的病灶则要责于肺肾，外边和身体里对应，肺和大肠里边一定也会有类似的疮。鼻腔内分泌的脓涕样液体是肺经对抗出来的，白色的，以痰脂为主。下唇下方的颏位长赤黑色的疮，是血液循环不好，形成了瘀毒，那些瘀浊对应体内的子宫，长子宫肌瘤了，脓毒呈紫色的，利用中药促使子宫内的肿毒化解成月经及白带状向外排解，使气血循环通畅，病就能好了。现在表现出来，说明气血是想围剿这些浊物，但是围剿不了，只能形成一个个的毒疮，好一点的，发出来了，形成疮，毒一点点往外排，排不干净，疮口就不收，如果您用药把疮口收了，毒就原路返回，去危害脏腑了。

田： 记得我在写作《破解重大疾病的迹象》时，董草原说过一句话，癌症，你不去干扰它，只要改变生活方式，甚至严格忌口，即便不用药，有些人也不会加重了，甚至可以逆转病情。遗憾的是这个观点很难被大家理解并接受。人体对环境和饮食的惯性，我觉得改变起来和戒毒差不多。所以，最后的胜利总是属于那些大彻大悟、大智大勇的人。

陈： 有句话说得好，为了一个谎言，要用十个甚至更多的谎言来掩盖。比如贪官，最后总是最被动的。忌口，目的其实就是恢复身体的正气，这个正气培养起来了，它自然就来反围剿了。这个正气是包括营气和卫气的，也分阴阳。卫气就像冲锋陷阵的士兵，负责杀敌。营气，就像军营一样，负责后勤补给。

营，本来是滋阴的，如果坏了，变浊了，反而去滋养阴毒了。卫气也有它的精华物质，如果打不过入侵的外邪，反而在打仗的地方堆了一堆死尸，就成了一种毒。凡是托出来的，说明战斗得剧烈，正在驱敌外出，凡是凹下去的，说明卫气的力量不够了，阳气虚弱，是阴证，这种情况要温阳才行。

所以在治疗肿瘤的过程中，我的大法就两点，一个扶正，一个祛邪，化排浊毒。这个黏稠的是浊毒，首先化排；然后是扶正，一方面温阳、壮阳，一方面补气。这个阳和气，多少有些不同的，阳虚的主要症状是怕冷、四肢厥逆、触之偏凉，舌质淡胖润，脉细弱。脾阳虚的人多兼有脾气虚，腹中冷痛，喜暖热按，口泛清水，白带清稀；肾阳虚的人则是腰疼、下肢痿软发凉、夜尿及阳痿。气虚的主要症状是气短、自汗、懒言、语音低弱、面色㿠白、肢体倦怠，舌质淡，肺虚则无力嘛。

在温阳、补气之外，还要益血、化瘀、散结。就看以哪一方面为重，几个方面都是要兼顾到的。

田： 经您治疗的癌症患者，最长活了多久？

陈： 到现在十多年的有几个。生活可以自理了，正常上班了，但经常还是要调理的，打个比方，有个淋巴癌病人，没动过手术，十几年下来还很好，如果动了手术，很快死掉的。

肝癌，肝肿瘤消失的也有，但实际上不能说是治愈的。癌症、肿瘤随时可能又发生的。打个比方，即便是正常人，遇到创伤或者吃错了东西，毒都可以在身体里聚集的，一聚就会形成积聚，就可能变成肿瘤，您灭了这个毒容易，创伤如果愈合了，形成了阳气密实的一个空间，即便有一浊，也不容易聚集形成毒。但是有一些人，好像三高症，高血压、高血脂、糖尿病，还有一些慢性病，像肾炎这些，阳气很难密实的。打个比方，红斑狼疮，实验室里发现这样的人关节容易出毛病，很奇怪的，事实上，是他的血液系统出了问题，就形成了综合性病变。

35. 身体里的"蜘蛛"和"蜈蚣"

田： 我们一直在谈浊毒，实际上是多余营养物质的"变异"，这些变异的物质在我们体内除去以"痰、瘀"的形式存在，还有其他形状吗？比如过去的孩子经常长蛔虫。

陈： 浊毒有很多形态，有脂肪状的脂毒，有痰毒，有瘀血状、脓毒状的瘀毒，这三种是营养过剩产生的。还有细菌、病毒形成的菌毒，再进一步，大一些的，有昆虫状的虫毒。

这种虫毒很奇怪的，不单单指过去小孩肚子里拉出来的虫子，寄生虫，还有昆虫。我遇到过一个女病人，四十多岁，她自己说是头晕、鼻子和咽喉不舒服引起了胸痛、肺痛，两年多了，西医院和中医院都跑遍了，就是治不好。我看她的脸上有彩斑，头发乱七八糟的，就判断她体内的痰毒和瘀毒都很重，还被当成鼻炎治错了。结果吃了我开的药，排出来各种小虫子，有像小蚂蚁的，有赤色的小蜘蛛，有小蜈蚣，还有跑得很快的，不知叫什么的小虫子，您见都没见过的。

田：这个"浊"字很有深意啊，三点水加一个"虫"字。排出来的都是活物？

陈：都是活的，鼻子里边，口腔里边，身体下边排出来的几十个。不是很大，那个像小蜘蛛的腿很长，和咱们平时见的蜘蛛不同。还有一种小虫子，像稻田里边的小虫子，很奇怪的。我在医案上有记载。当时很多人在场，我让她把排出来的虫子用米酒泡住，看病的时候拿过来，在场的人看了都很惊奇，不可思议。我打电话让卫生局、科技局的人来鉴定，他们说没时间。当时有几十个群众啊，几十个人都签了名，可以见证的，他们的电话地址都留有的。这个女病人姓饶，希望你们也去调查。

还有一个小孩子吐蛔虫的事儿，这个我也感到奇怪，头一次听到家长这样讲，追问了一下，原来这个孩子过去嗜食腥甜。小孩子长蛲虫的我见得多，嘴唇会长鱼卵样的点点，肚子痛，口唇有点肿，特别是上唇。对付小孩子的蛲虫，中医有很多办法，中药的效果比西药好。同样可以用化排的方法，把蛲虫排出来。

36. 痰湿体质——慢性病的摇篮

田：我还是第一次听说，有点毛骨悚然，临床中真是什么案例都有。生活越来越好，疾病种类却是越来越多。

陈：我就一直在强调，脾湿肠滞是根本原因。一些多酸、多水、多甜的、营养丰富的食物吃多了，体内多余的营养生成了痰，多余的水变成了湿。特别是这个湿，脾最怕的就是湿，湿容易把脾困住，脾和小肠有散精的功能，它们把食物中的精微物质发散到人体的各个角落，如果脾被困住了，昏了头，分清辨浊的能力下降了，吸收进来的精微物质还掺杂着食物中的浊，反而加重了人体的负担，加重了体内的浊毒。

再一个，脾分清辨浊的能力下降了，大量的浊毒与湿混合，就容易滞留在大小肠里，变成了一种伏湿，就像雨后的稻草，伏湿蕴出火来了，火热就要向上逆冲，有些人会耳鸣、头晕、心脏难受，失眠多梦等一些症状也随之而来。

所以，辨识自己的体质和养生方向，什么最重要？就是饮食宜与忌。比如说肉，喜欢吃肉的人，他的犬齿明显是锐利的。

没长犬齿就少吃肉

田：我们总是提倡老年人少吃肉类，保持清淡，但是很多六七十岁的老人吃肉比较多，身体也很健康。

陈：有的人可以多吃点肉，一般这样的人，犬齿比较好，很喜欢吃肉，这是天性。您可以去观察，犬齿越明显的人，越喜欢吃肉。但是一定也要有度啊。

很多人的牙齿很平，犬齿不明显，这些人喜欢吃肉，尽管看上去身体挺好，但是一定有不好的地方，吃多了肉，没有好处，一定很辛苦的。打个比方，他的小便一定很浊臭，里边会有黏液样的东西，大便也不可能太好。

实际上，吃肉呢，种类和部位都很有讲究。比如说猪肉，吃瘦肉不如吃五花肉有利于健康。体内痰多的，鱼要少吃，清蒸的鸡，白切鸡，吃三五块可以，多吃没有用的。那种很香甜的，放了大量香料的菜要少吃，多吃了，就是负担，脾胃运转不好，转化不了，就会变为鼻涕。体力活干得不多的人，越吃好的，体内气的功能就越紊乱。

有些老人比较胖，上厕所很急，特别是早上上厕所，通常都是一下子就来了。大便拉得快是好事，只要他的大便不黏滞，这个做子女的要高兴的。如果大便不成形，没关系，就用六神曲泡茶喝。六神曲，加上少量的普洱茶，或者红茶，喝下去。光喝茶不行，加上六神曲最好。

如果吃完肉小便很臭，很浑浊，可以用田七、萆薢、泽泻、莱菔子，也就是萝卜子，和山楂煎水喝，把尿里的油类、蛋白质这些黏液状的东西，都给排出去。

田：有些偏胖一些的老人睡觉打鼾，鼾声很大。

陈：不管什么人，打鼾说明体内有痰。脂肪多的人，多痰，痰和脂肪是一路货色嘛，尿里臭浊的东西也是。凡是发胖的人，他的呼噜一定很严重，这个一定是对应的。我的经验用药有：桃仁 12g、田七 12g、大黄 12g、牛膝 12g、炒莱菔子 12g、炒山楂 12g、泽泻 12g、萆薢 15~20g，能有效下气除痰、降脂化浊。

田：我发现，您经常提到一些酸甜的水果，甚至不主张食用。

陈：我说慢性病的患者，最怕的是酸甜的东西。西红柿、胡萝卜这些蔬菜吃多了，体内的酸碱平衡就被破坏了，胃里的菌群就容易混乱。西红柿鸡蛋汤更不好，一吃，鼻涕多得要命，要少吃。胡萝卜、木瓜都要少吃。像很甜而多汁的那种橘子、芒果，不能多吃，吃多了易生痰，小便也容易排不净，千万不能多吃。有些人喜欢吃肉，其实他犬齿差，吃肉容易生痰，不合适的。

田：您每天的饮食是什么标准？

陈：实际上您不知道，我不喜欢出门的。我在家里吃得很清淡，每天早上一大碗面条，我不要什么鸡蛋面，就是面条，晚上可以有个鸡蛋，烤一烤，搅一搅，放在锅里煎一煎，这个面煮好了，再放上这个鸡蛋。

有的时候是大米饭，放一点盐巴，或者猪油，一点花生油，吃得很香的。晚上不要青菜的，有的时候加一点五花肉。中午吃一点青菜就行了。人上了年纪，青菜不需要很多的，这个很奇怪的哦。很多上了年纪的老头老太太，八十多，九十多的，他们吃饭配一点点干菜就行的，只要他吃饭吃面好，就很长寿。有时候是湿面，因为我经常到深夜两三点才睡觉，在医药公司的时候就是这样看书的，我做了很多读书笔记，还要整理白天的医案。几十年都是这样。

大黄泡酒治疗酒精肝

【诊室现场】王某，男，四十多岁，身材颀长，面色微黄，作家。

从年轻时开始喜欢喝酒、经常熬夜，十几年了，总有痰，屡吐不绝。身体困重不爽，不太爱动。去年终于下了决心戒酒，现在困扰他的最大问题，是近两年来出现的耳鸣。言谈间，总透着一些无奈和疲劳感。

陈：像他这个作家，长期喝酒的，主要是肝的问题，酒精喝多了，得酒精肝了。这个酒精肝一定得综合看，一个是看手指掌背节是否晦黄，指的外节是否弯曲或呈鼓槌样，他的手指甲发紫，说明肝缺氧了；再一个看虎口，边界明显，上边黄，下边白；最后还要看舌象。起码得看这三个方面，综合判断才行。

您看他的舌头，舌头的两侧边对应的是脾和肝，看他的舌头两边，表现出一种缺氧性的紫色，说明他体内气滞血湿，循环不好。

肝藏血，它就像一个血液存储站，脾胃生成的血液，都会存储在这里。当身体需要血液的时候，打个比方，剧烈运动的时候，血液就由肝里出来，为运动的肌肉供给营养。但是如果酒到了肝里，血被酒逼了出来，进入了血液循环，肝里边脂肪状的物质，还有津液，却不能进入到血液循环之中，还留在肝里，肝血中的脂肪比例就失调了，也就是西医说的脂肪肝。

其实脂肪不是他的主要矛盾，关键要解决缺氧引起的血中之瘀浊，怎么就缺氧了呢？血液被酒精逼了出去，没能及时回到仓库里，肝组织和肝周围的组织就会缺氧啊，时间久了，舌头上对应的区域就出现了缺氧性的紫色，其实就是没有获得足够的氧气，色泽不鲜亮。肝主四肢，这种缺氧还会表现在四肢上，一个是乏力，四肢肌肉的力量不好，说明肝弱。肝弱的人，血液容易黑，有杂质，四肢也会出现缺氧性的紫色，中医里边叫做紫绀。

田：还有一种人，可以直接判断为酒精肝吗？因为他们即便不喝酒，身上也总有一种酒精的味道。

陈：这样的人一定要小心，可能已经酒精中毒了。经常喝酒的人，他的精神，无论什么时候，都特别地不好，喝了酒之后，总有说不完的话。

治酒精肝，不能绝对戒酒，酒是最好的药引子，但还要加一味中药，大黄！单用大黄也不行，要用酒泡过的才行。

那些肺癌、肝癌的危重症患者，要绝对清淡，只准面条、稀饭，甚至猪肉粥什么的都不能吃，吃了就很痛苦，痛得要命，绝对不准吃。

长期喝酒的人，酒少量点可以，完全不喝不行，对他的气机和精神没有好处，人的肉体和精神是互相影响的，思想紧张，他的气机是开不了的。高兴的时候，遇到朋友，如果有十杯的酒量，喝三四杯是可以的。但是不要乱饮壮阳的酒，吃了口干就不好。酒里边泡一点红枣，一点人参须，一点杜仲就行了，或者泡一点大黄，帮助排便。总之太甜的、壮阳的，多吃都不利于健康长寿。

如果需要温阳呢，我的经验是，阴中求阳、纳气潜阳较为稳妥，附子不能多吃，吃了好像很舒服，但多用可导致头晕、耳鸣、高血压，甚至如古人所言，可以引起"暴亡"，即突发性心肌梗死等，心脏就像吃了兴奋剂，透支了太多的力气，一下它就罢工了。还容易使月经和白带稠滞等，总之很多后遗症。

37. 调"脏"一定先调"腑"

田：中医的表里关系非常清晰，比如肺和大肠相表里，小肠与心脏也是表里关系。那么，在治疗慢性病的时候，您怎样考虑和认识这些表里关系？

陈：肺对应大肠，肺与大肠相表里，前面说了，它俩是一家子里的两兄弟。大肠是肺家的阳腑，管进攻，逐排解，专门负责外交工作；肺是肺家的阴脏，管防御守护，专门负责家族城池的修缮工作。它们又是一体的，大肠的功能强了，肺家族才能强大，肺才能牵制肝，不是肺脏直接牵制肝。

再发散一点去理解，肺对肝的牵制，也包括了两个方面，一个是阳、一个是阴。阳的方面是士气方面的，大肠是阳腑，士气足了，才能对肝具有一定的威慑力；如果大肠不好，肺家族攻击能力就低弱，对肝的牵制就有问题了。阴的牵制就看肺脏的了，它专门负责打仗时物资的供给，我给您的物质少了，您就没那么强。任何方面都要从阴和阳两方面去考虑，这个阴和阳是广义的，是总揽质与能、体与用的。

田：我观察过很多年轻人，手指甲的月亮弯都没有几个了。

陈：这样不好嘛，脾脏和大肠都有不足了。肠道一定出了毛病，肺气不足，不能牵制住肝，肝气过旺，又去欺负脾了，肝和脾不和睦，脾阳就受损了嘛。越是大城市的人，越是这样，二便越是不好，肠道就越容易堵住。这个二便不畅是严重影响身体健康的。所以我提出的健康标准，第一条就是呼吸和二便顺畅。

　　田：也就是说，想要身体好，不仅要调整肺气，还要注重大肠通畅，使脾气宽松了，这样月亮弯才能长得饱满。

　　陈：是这样。而且，想有好的呼吸，调肺，必须首先调大肠，大肠调不好，肺气不可能好。这是大法，要调脏，一定要先调腑！腑管化排，脏管布藏，您排不干净，不会排，是不行的，下面都堵严实了，没有空间了，脏往哪儿布去？就好像一个房间，过一晚上，全是浊气，白天打开窗户，浊气出去了，新鲜的空气慢慢地才能进来。如果该出的没出去，下一步的进和出都会受到影响。

　　根据我的经验，大肠的毒可以很好地排解。薏苡仁，败酱草，加白头翁，解大肠的毒，效果很好。但是如果肺的问题发展到肺癌的阶段了，效果就差了些，就得用巴豆霜，巴豆霜是泻药，一般人不敢用的，我就用过，它的功效很迷人的，能够温肺泄浊，对肺的排毒很好的。如果是肝的问题表现为大便不好，用大黄，加当归身，肝癌病人用这个来解肝毒就比较好。

38. 被抗生素喂大的结石

| 田原笔记 |

　　社里一位编辑的母亲，广西人，57 岁。腰的位置有些发闷，医院检查结果：左右肾有结石兼水肿。医生建议做体外超声碎石术，否则不仅仅是肾绞痛的问题，水肿严重，还可能导致肾功能衰竭。

　　肾结石的危害和超声碎石的方便让这位母亲心动了……打电话问女儿——北中医的高才生，她坚决反对，可是一个在北京，一个在广西，山高皇帝远，她的母亲还是偷偷地跑去碎了石，结果石头没出来，倒是被打松散了，石头发膨，比原来更大了。

这个编辑和我谈到母亲的症状时，我正在寻访陈胜征，可去兴宁毕竟不方便，于是陈胜征短信发来一个方子：

主药：地龙 12g，威灵仙 15~20g，川金钱草 15~30g，石韦 12g，
　　　鸡内金 12~15g，枳实 12g，苏子 12g，火麻仁 12~15g，
　　　海金沙 14~25g，六一散 30g。
瘦人阴虚者加藿香 12g，生地 30g；
肥胖湿阻者加大黄 10~12g，桃仁 12g，牛膝 12g，田七 10~12g。
依气血寒热通变调和，则疗效显著。

他说，五天的时候，石头定从肾里下来。说得如此肯定。

编辑的母亲按方抓药，配齐了，吃了两天，腰不发闷了。到了第五天，一拍B超，左边的肾结石真的下来了，下到了输尿管里。医生说结石卡在输尿管里很危险，建议她立即做手术，她有些害怕，又打电话给她的女儿，女儿苦口婆心说了一通，好容易才让她母亲的心平静了下来，终于同意继续试药，结果，过了大约一个半星期，一部分石头从尿道里排了出来。效不更方，她渐渐对中药有了信心，还在继续吃着……

田：您说五天结石一定下来，可是仅仅下来一部分……

陈：结石也是体内的浊毒嘛。最早就是湿或者瘀、脓，或者体内的酸碱度失衡，时间很长了，废物没排出去，就变质发热，把这些浊毒煎熬成了石头的样子。所以全部排干净要有一个时间的。

总的来说，人体内的结石有很多种类，有些呈矿石样，很大，是瘀血或体内

多余的蛋白质煎熬成的，容易在一些营血交会的地方长，打个比方，牙缝里面，肝脏和肾脏里面。

有些像砂石一样的，是矿物质和类蛋白的胶状物质煎熬成的，它们含硅酸盐、氧化钙的成分很高，在胃、肾，还有膀胱里比较容易长。

还有一些泥浆样的，胆里边比较常见，常常伴有慢性胆囊炎。

还有，如果脓毒治错了，用了对抗性的药物，像抗生素这些，脓毒排不出去，就慢慢聚成团块、变硬，转化为结石了。

有一些结石很奇怪，长在颌下腺，就是在我们的腮帮子里边，我治过的哦。这位病人是个五十多岁的工程师。读高中的时候，牙痛误治了，左腮角肿，校医用碘甘油灼治，结果里边生成了一个瘘道，左耳下方和肩项的地方就经常肿痛。九八年实在痛得不行，影响进食了，就到省里边的大医院去治，一直都没治好。后来他的一个同事介绍他到我这里来治。

经过大约半个月的治疗，他在颌下腺囊肿里边的结石，就从齿床破口的地方出来了，比黄豆还要大，后来又治疗半个月，肿就消了，体重还增加了三斤，十多年再没有复发了。

还有一些也很奇怪的，不怕烫的。那更早了，1989 年，我在福兴街开诊所的时候，给公社曾先生的母亲开了化排胆囊结石的药方，我亲眼见的哦，他的母亲吃完药之后，很痛，要热敷的，她让家里人拿来刚煮开的热水，把毛巾往里边一放，人拿不起来的，要用筷子夹的，可是她就要求直接敷在痛的右肋上，还嫌温度不够高。这么来回好多次，皮肤都烫不起泡的。而且那次剧痛之后，结石就消失了。后来我分析，为什么这么烫她都没事？可能在药物促排过程中，她出的汗像油一样，起到了隔热作用吧。

现在的结石，都是很臭的。用药排解，首先一定要让整个排尿系统的管道放松。现代很多排石的方法，不明白道理的，让人吃了排石药之后运动，以为跳一跳，石头就容易下来。假的！我是驳斥的。运动出汗，尿液少了，管道会紧张的，您还站着，石头上下活动，管道更紧张了，不会跳出来。排石，吃了排石的中药以后，人要躺着才行的，躺着没有上下之分，排尿的管道才会放松。

田：中药牛黄是动物的胆结石，却是一味珍贵的药材，牛的结石是什么味道？为什么能起到息风止痉、开窍的作用？

陈：天然牛黄是由具有胆结石的牛胆中捡取的，色黄，味苦后回甘，具有极强的透染指甲的能力，用牛黄划过手指甲后，指甲上就会留下洗不去的黄色划痕，这表明牛黄对肝胆系统具有极强的渗润性，所以能疏肝息风、解痉症、开目窍等。

39. 关节疼是脏腑瘀阻了

田：关节疾病与脏腑的对应关系，我们在这里重温一下。

陈：这个关节和脏腑的对应关系是这样。上关节对应肝和肺，下关节对应脾、肾和大肠，如果这些脏腑出了问题，就会表现在关节上。关节常常容易表现出来的是"不荣之痛"或"不通之痛"。

田：浊毒内停时，就会出现关节问题，这个时候有哪些表现呢？

陈：酸胀麻痛。这四种感觉还是要细分的。胀，是气滞，气堵在了里边，所以胀。麻，是营气出了问题，受污染了，有浊了，所以发麻、发术，不轻盈，不灵敏。酸，肝弱，《黄帝内经》就有说，"酸入肝"，肝一弱，就管不住体内的酸性粒子，这些粒子向外逸出，就会出现酸的感觉。痛是什么呢？瘀阻。痛则不通，不通则痛，这个阻，又必须分清，是血里的水变少了，变瘀了，还是被浊的东西堵住了。此外还有因于营养失正，或透支劳伤引起的不荣则痛。

田：刚才我们说上下关节和脏腑有对应关系。这种对应关系很绝对吗？有哪些不同的表现呢？

陈：上关节，包括肩和手，离不开肝和肺。打个比方，肺里边如果存了痰，就会在上肢表现出酸麻困痛。

下肢的问题要主责脾、肾和大肠。打个比方，女人的妇科问题，男人的前列腺问题，这些都是可以影响腰腿的，也可以影响大便、腰椎、尾椎，裤腰带以下的椎骨会痛麻酸胀。凡是妇科病的，如果腿的内侧长疙瘩，您再看她的舌根，如果两侧出现了厚浊，一定是子宫肥大，就是西医里说的子宫内膜增生。不用管增生还是什么，总之就排白带，化排，效果一定好。

脊椎的问题呢，无论是难于伸屈或难于弯腰，西医称为骨质增生的，很多男人青壮年的时候就开始疼痛，感觉僵硬，慢慢地，腰直不起来了，脊柱都变了形，只能猫着腰往前走，走几步就喘不过气来，下肢关节也疼，这一定是对应的。这要化排积于胱肠和前列腺的瘀浊。基本方剂就是：川芎、牛膝、土鳖虫、田七、大黄、桃仁、海金沙、六一散，酌加威灵仙、地龙，或伸筋草、络石藤，或芍药、桑枝 等，效果特别好。在排的这个过程中，僵硬的地方会发麻，麻过之后会好很多。还要用一些药酒，浇一浇，从外边帮着通一通，这个麻的感觉会往下移，灵活了，有力了，就不强直了。

这个很多人以为是骨头的问题，是缺钙，就吃钙片，但这样补的钙是吸收不了的，反而成了药毒，堵塞就会更严重了。

40. 吃蔬果吃出不孕不育

田：谈到好生活，还有一个角度，就是水果的泛滥，过去老人讲当吃应季的水果，现在可不管是什么时候，想吃什么都有，也没有冷热之分。我在寻访山西女科之后，在《子宫好女人才好》一书中，重点写到了水果对女孩子的伤害。对于那些美味的水果，您有什么高见？

陈：有一个问题，现在我们吃的很多东西，里边含有激素药物，不仅对女性不利，对男性也不好。催大的蔬菜水果吃下去，会影响人体内正常菌群的状态，这些浊毒排不出来，就会在脸上相应的地方长疙瘩。反过来说，没有这些浊毒，就不会生成这样的东西，不会引起循环受阻。

打个比方，有些人喉咙常常很不舒服，没事就咳嗽两声，女人就是宫颈有炎症，白带没有排好，男人的话，前列腺和大肠、肛门要出问题的。其实有些人并不是感冒咳嗽，而是体内的激素分泌紊乱了。浊毒的位置不同，化排的方向也不同。下焦的问题要从下口走掉，上边的往上送排比较合适，要主动化排。打个比方，扁桃体肿瘤，这是在上部口腔里的，我就用中药让病灶化脓，化脓变为臭的、鼻涕样的脓，一咳就出来了。然后再加一点药，就可以帮助它融解收疮，促肿瘤提前瓜熟蒂落。

女人的排毒和男人有所不同，女人排毒的功能远远强于男人，男人的吸纳功能远远强于女人，因为，女人比男人多一条排毒通道——经带。女人可以通过经带，围绕子宫排毒，这样就好。但是调经带首先也要调二便，二便一定要通畅，如果二便调不好，什么都难于调顺。任何人，治疗疾病的过程中，呼吸、饮食、二便很重要，这是我的根本观点，是健康的重要标尺。顺带补充一点，凡是外面的问题，比如皮肤的疾病，都必须宣开肺气，调理他的脾肺，脾主肌肉、肺主皮毛，脾和肺调好了，皮肤的毒就让它从皮肤处出疮排脓，才能真正摆脱皮肤病的困扰。

◎ 案例现场分析·她为啥不能吃狗肉

郭某某，女，于交警部门负责车辆指挥，因咽喉不适前来看病。

陈：她现在咽喉不适，咽喉对应尿道和宫颈，这就说明她的尿道和宫颈有炎症。您仔细看，她咽喉这边轻微地肿了起来。前段时间呢，她的下面很痒，白带在里边堵住了，没有排解完，浊气就往上冲，气化过旺了。然后对应的咽喉就有痒痒的炎症，那是以前的白带内阻引起的。

凡是这样咽痒的女人，都是因为这种气逆引起的。

再看她闭眼睛的时候，上睑胞内角，靠近鼻根的地方有一点点鱼卵样、黄黄的东西，还有点肿，您就要知道她的胆囊功能是不太正常的。有胆囊泥沙样结石的人，这里会出现很明显的异常，长出黄豆样的鼓包，那就很严重了。

再看她的舌头，舌尖有糜烂样的舌苔剥落，中间有裂痕，说明她胃阴亏，肠胃的内膜也呈现这样的状态，因为气阴两虚而受损。舌尖与肺和大肠对应，舌尖糜剥，大肠一定有东西堵住了。可以推测她睡眠不好。

她的舌尖偏细，还薄，心肺过劳了，就容易心烦，晚上睡不好觉。睡眠呢，都要责之肝胃，您看她的左边舌侧有点黄，这里是对应肝的，实际上她有点浅表性胃炎，这是西医的说法，中医叫做"肝胃不和"，肝和胃在打架，肚子一痛，就有一股气堵在那里，肝气的疏发不正常，肝克脾胃嘛，肝气一乱，就容易影响到脾胃，就不舒服。还有一个理论，肝藏血，肝气一乱，晚上血收不回肝里，睡眠也会不好。

她还有点鼻炎，一定的。您看她印堂的部位，长了红点点，说明她的鼻中隔有浊毒，以前的鼻涕堵在里面了，没清干净，鼻炎反反复复，就会使浊毒逆阻于额印间。

田：她的身体这么多症状，原点是从哪儿来的？

陈：她是经行不畅，月经淋沥不尽，再加上过劳引起的血虚。她和前一个女人的问题是不同的。那个是脾虚引起的血虚，这个是过劳引起的血虚，她太能干了，搞运输的，在队里指挥车辆，很累的，过劳累了引起的血虚，不一样的。

田：过劳引起的血虚和脾虚引起的血虚有什么不同？

陈：过劳引起的血虚，起于过劳过程中耗伤津血，体现为人瘦实、目有神，上下睑可微黄赤晦，舌质红，舌体干瘦。头面四肢，温差不明显。治宜益阴补肝血。

脾虚引起的血虚，面色少光华，头面有虚湿，下睑胞胀坠，腹中常饱气，唇舌多淡胖，乏力倦困，女性多经带失正。治宜健脾益气，温阳化浊。

田：我觉得很多女人会出现这两种问题。这样的情况怎么治疗呢？她自己怎样调节饮食？自助疗法？

陈：相对于男人来讲，目前的女人体力过劳性疾病少一些，更多是思慕引起的气机郁滞，以及吃错了东西。现在女人们生冷的东西吃得太多了！那些水果太多了。打个比方，西瓜、雪梨、葡萄、冰冻饮料和奶制品吃多了，导致体内的冷甜水液多余，变成了一种湿浊，这种湿浊呢，首先表现在小便上，小便浊，老是滴滴答答排不净的样子，白带也增多。

女性爱吃水果，没错啊，但是现在的水果太高产了，到处是水果。在古代，水果在一年四季之中啥时候出现是有节律的，您应季吃、有节制地吃才行的。一年四季总吃，冷冻的、防腐的，反季节地吃，对身体都不好。还有，您南方人多吃了北方的水果，不行的。北方人吃多了南方的水果也不行。一方水土养一方人。

您看她的齿龈也淡，就是月经淋沥。还有如果齿龈有了炎症，会在这里看到一条条血丝的。如果去止血，就错误，一定要益气化浊补血才行。要重用当归身，虚的人都应该用当归身，当归身可以调理肝脾，脾和肝的关系治理好了，这个齿龈就好了。

现在她咽痒，再往下就会咳嗽的。咳嗽了，吃羊肉可以，吃狗肉啊，咳嗽就会更严重，会像狗一样叫的。狗不出汗，所有的阳气都闭在了皮肤里边，所以是壮阳固肾的。吃进去了，肾与膀胱是一家，同类粒子组成，膀胱的气化功能被释放了，气就上冲，咳嗽更厉害，气机进一步乱了。

田：谈到戒口，我想很多人想不太明白，我到底应该吃什么？专家一人一个说法，食品又如此丰富，还有一个似乎传承了几千年的"补养"理念，很纠结啊。

陈：忌口，起源于古代对食饮利弊的认识，起源于人们对饮食及其色味对身体影响的认识，终其原理，既取决于个人的身体素质，即生命基因四柱方程式中天干及地支粒子的组合，又取决于基因团粒在时空运动过程中的需求；我们体内的粒子太过，宜用各种方法将其剥削，如果体内粒子不及，我们要用各种办法帮助不及粒子的生成。

谷、菜、果、畜、茶、酒、奶、蛋等，各类食物，颜色、味道不同，组成它们的粒子，吃到我们的体内，所补益的脏腑各异。

肝气合青色，当肝出了问题，收不住青色了，青的颜色就会逸出来，脸色就会显现了青的颜色。

田：所以有些人认为，酸入肝，青入肝，以为吃酸的、青色的食物就是补肝。

陈：这是典型的机械思维，是错误的，他们没有抓住问题的本质。不知道粒子之间是如何相互作用的。《黄帝内经》说："肝苦急，急食甘以缓之。"应该吃什么？不该吃那些酸收的食物，而应该吃甘味的食物，它们能让肝气慢下来，不再那么急，青色的脸就会好很多。甘味的东西有哪些？五谷中的粳米，五菜中的葵菜，五果中的大枣，五畜中的牛肉等等。

田：我们来细分一下五味的功效。

陈：好。咸味易进入血中，血液有问题的人，咸味不能多吃。苦味呢？善于入走骨骼，骨有了问题，不可多吃苦味之食品。甜味进入肉中，肌肉出现了问题，不能多吃甜食。酸味走筋，筋出现了问题，打个比方，经常性抽筋，就不能多吃酸性的食物。

需要注意的是，辛辣的味道，行气行得厉害，气病的人，无论气虚的人，出现了身体虚弱、四肢乏力、头晕、稍一活动就汗流浃背的人，还是气易上逆引起心脏难受、头晕耳鸣的人，都不适合多吃。

田：那么一些慢性病的患者呢，他们应该在饮食方面注意什么呢？

陈：经过我几十年的临床经验，无论是肿瘤、尿毒败血症（脾肾综合征）这些疾病严重的患者，还是一些常见的慢性病，包括慢性胃肠炎、鼻咽炎、胆囊炎，以及尿出现了问题，引起的一些疾病，打个比方，尿频、尿臭、尿中带血、尿浊、蛋白尿、糖尿病等，还有一些妇科炎症、男人前列腺增生引起的炎症，都会出现大便、小便、呼吸以及睡眠等问题，究其原因，可能最早就是因为吃错了东西，引起了脾、肺和小肠，肝、胆和三焦的气血运行逆乱造成的。

下列一些性质的食物，尤其需要注意。

燥热之品——凡是燥热的食物，其味多香辛，吃完之后，常常令人耳热面赤，口干作渴，尿赤，大便干结，心烦失眠，甚至溢血衄血、阳亢狂躁，这些食物包括肉桂、附片、虎胶、鹿茸、八角、小茴香、胡椒、辣辣、干姜、卤味、炸鸽、催熟剂、雄激素、狗肉、兔肉、猪脊骨、草果、细辛、炒葵瓜子、朱古力、炸油角、壮阳酒等。

寒凉之品——寒凉的食物，生冷多汁，多吃可使人脾肾阳虚，脾胃的运化失常，吃不下东西，缺乏力气，稍一活动，就腰酸背痛腿抽筋，大便黏腻。让人面色发黄发青，眼泡脸颊浮肿，喉咙多痰。寒凉的食物包括：西洋菜、西红柿（番茄）、苦瓜、青瓜、泥蚌、河蚬、豆奶、豆浆、绿豆汤、马荠、水杨梅、莲藕、平菇、雪梨、生蜂蜜、粉肠酸菜汤、洋参、石膏、黄连、苦参等，如果出现了以上的症状，就应该适当少吃这些食物了。

酸甜生冷滞腻品——酸涩的食物会使气收聚，打个比方，大小便拉不出来等问题，冷甜的食物，容易使肠壅塞，大便排不干净，用纸都难以擦拭干净，小便也容易浑浊而发臭，得的各种疾病，是一种缠缠绵绵，总也"排"不干净的感觉，这些食物包括木瓜、红萝卜、芒果、水柿子、催熟香蕉、冻葡萄、党参煲鸡、奶蛋制品、榴莲、水蜜桃、糯米甜板、煎年糕等，如果大小便出现了以上的症状，或者体内痰多壅滞，都不宜多吃。

高异蛋白质类——指的是经实验室检测，某种营养成分含量特别高的食品，打个比方，木瓜、芒果、虾蟹、海鲜、牛肉、蚕蛹、鱼肚、燕窝、蜂王浆、雄鱼头、猴脑、牛奶、羊乳、鸡精、猪脊骨（血骨）汁、河豚鱼、娃娃鱼、冬虫夏草、鸡汁、肉汁、豆奶、蛋花、果汁酱等这些所谓营养成分特别高的食品，人体对其吸收力往往千差万别，容易造成营养过剩性副伤害，人们往往对其容易掉以轻心，不可不防！

田：还有一些特殊的人群，说不是病，其实还难受，现代医学还没有一个明确的诊断结果。

陈：的确有一些特殊的人群，他们也应该有一些相应的饮食禁忌。

尿臭的人——牛奶、羊乳、奶粉、糖水、蜂蜜、冰糖、蚬蚌、木瓜、红萝卜、西红柿（番茄）、柿子、番石榴（俗称芭乐、那拔仔或拔子）、芒果、水蜜桃、冻葡萄、榴莲果、椰子汁等食物，容易加重此类人尿浊饱气的症状，容易导致大小便不爽。

便秘、易出汗、口干、口苦的人群——党参煲鸡、炖雄鱼头、人参阿胶、莲茎粉肠、西红柿煮鸡蛋花，可使湿火痰阻、头晕项困之症加重。胡椒、猪血骨汤、卤味、炸乳鸽、兔肉、血骨、白糖参、壮阳酒、元肉（龙眼肉）、鹿茸等，都可以使便秘、自盗汗、口干苦的症情加重。

血液皮肤病——虾蟹、花生、鱼腥、羊乳、白鸽等，可以使血湿皮肤疗疮癣疥痒症加重。

水肿——蛇煲鸡、鳖甲煲洋参、苦瓜酸菜汤、西红柿、蜂蜜、田螺、蚬蚌等，可以使饱气及水肿之症加重。

脸色青中带黄晦，好像蒙上了一层灰尘，却洗不干净——狗肉、兔肉、穿山甲、鱼生、羊乳、羊胎等，可以使肝胃不和而引起尿频、尿浊、尿短的人发生急慢性胃肠疾病病情加重及更加复杂的情况。

田: 好，这样详细的区分，足见医者良苦用心，还是那句话: 小心驶得万年船!

附: 脸色发青、赤、黄、白、黑时宜调补的食物

所合之色	过旺之时宜调补之味	五谷	五菜	五果	五畜
青	甘	大米	葵菜	枣子	牛肉
赤	酸	赤小豆	韭菜	李果	狗肉
黄	咸	大豆	藿菜（香须）	栗果	猪肉
白	苦	小麦	薤菜	杏果	羊肉
黑	辛	玉米	葱	桃子	鸡肉

便得好身体才好

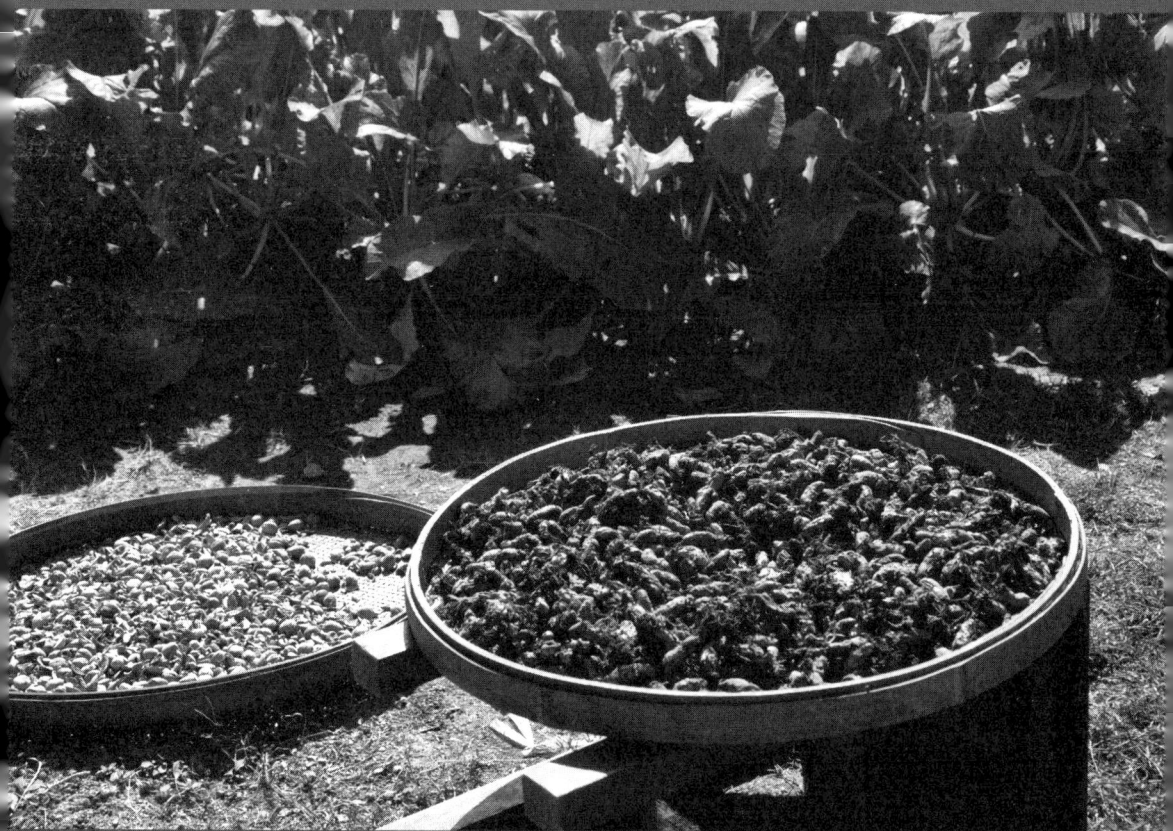

浇死的——据我观察犯这个病的人最多。天天浇。

闷死的——这个大概其次，放房里，环境不通风。

吹死的——风太大吹干枝叶水分。或早春冷风，这个最可怕，所有喜温植物不要出房太早。

撑死的——肥多烂根。

饿死的——放室内光照不足不能光合作用。

晒死的——夏季曝晒喜阴植物。

热死的——性喜冷凉的植物夏季要通风降温，有些要断水。

冷死的——不耐寒植物冬季未采取任何保温措施。有些也要断水。

挪死的——有人把植物三天两头移盆换盆，或者换盆季节不对。人挪活，树挪死。

等死的——长期不换盆生长不良一不小心就要死。

病死的——想养壮点，抗药性好。还是会病，病了要及时用药，现在大部分是低毒的。

开死的——有些状态不好的植物开花太多衰弱至死。

爱死的——有些人太喜欢什么什么了，今天弄一下，明天弄一下，就死了。

其他什么摔死、砍死、剪死、咬死等等就不多说了。

如果主角换成人……

撑死的——犯这个病的人最多。肥多烂根，脾胃就是根。

吹死的——这个大概其次，风为百病之长，风太大，开皮表，感冒随之而来，埋下伏邪，早春冷风、夏日毛孔大开时所遇空调冷风最可怕。

"绽放"死的——过劳，耗干了，有些身体不好的人，名利心太盛，超越身体水平地工作学习，折腾太过至死。

闷死的——心里装太多忧患，不通风，内耗。

浇死的——暴喝冷饮，身体排解不过来。尤其大汗后大灌水。

冻死的——酒后睡在大马路上，不知觉中阳气耗散。

饿死的——减肥，吃太少谷物，没有生命力。

晒死的——阴虚之人，常吃辣椒失滋养。

热死的——煎煮油炸大热香口吃太多。阴虚、性喜清凉的人入秋要养阴津。

挪死的——水土不服不调整，移乡要异俗，才能"挪活"。

等死的——长期死水一潭的生活，没盼头，会心死。

病死的——病了不调治，或病了误用、滥用药物，药物的副作用引发其他疾病。

爱死的——艾滋病病人中，有人太有激情了，今天折腾这样，明天折腾那样，撑不住了。

——网友《植物的死法》

41. 小孩病是大小便出了毛病

| 田原笔记 |

生命似乎约等于吃。

用来养花的花盆，盆底要预留一个排水口。我们的身体，天生只有一张嘴，却标配了两个排污通道，为什么？排污任务更为任重道远。

中华文化的生命哲理渗透在很多词语中，比如呼吸、舍得、去留、出入，都以"排"为先，再讲"纳"入。小小词语，大有深意，我们往往忘记了，饮食文化的前头，还有一个被忽视、被抛弃的如厕文化。

《南华经》曰："道在屎溺。"

屎溺怎么有道？就因为二便皆由"化"而出，其为难化、易化、迟化、速化，在可知不可知之间。

苏东坡，为人为文皆有大生意，核心在于他对自然的认识融化于个体生命体验中，山水花鸟、饮食起居、行走坐卧，都有一份"天人合一"的和谐在，他在诗词之外，还著有《物类相感志》和《养身杂记》，留下了自己在生活中的点滴心得，其中有一条：要长生，小便清；要长活，小便洁。《卫生经》中有一句话，也能给我们以启发：欲实脾，必疏膀胱。

用"清洁小便"的方法来养护身体，这种理念和大禹治水的原则同根同源。食物中的营养过剩，就像暴雨、山洪，在身体里泛滥。大禹的父亲鲧是怎么治水的呢？他偷了天帝的"息壤"，一种会自己不断生长的土壤，把它投入水中，想用土壤来吸收洪水，阻拦洪水，"水来土掩"，好比现代的"对抗性疗法"，结果被天帝处死。大禹则先勘察了洪水的来龙去脉，原来是黄河中游的一座大山，龙门山（在今陕西与山西交界处），堵塞了河水的去路，河水被挤得溢出河道，闹起水灾来。他就带领人们开凿龙门，把这座大山凿开了一个大口子，让河水顺畅流出，洪水自然就消退了。

田：和您谈了这么多，"化排"这两个字如雷贯耳。您一直在强调化排。可是很多人一提养生就想到"吃"，一提养生就想该补点什么，这是一个多么大的距离啊。

陈：其实养生究竟是养什么？我赞成古人的说法，古人已经说得很清楚了，就是养精、气、神。养精是养生的基础，养气是养生的途径，养神是养生的关键。所以养神"恬淡虚无"才是养生中最重要的。精、气、神分先天和后天，吃所获得的只是精里面的后天之精。所以吃在养生中也就占六分之一。

田：除去先天的基因我们不能改变，谈到养生，正确的理念指导下的生活方式极其重要。面对纷繁的"美好生活"，不贪婪，善自省，不临摹，不攀比，才是最好的养自己。

几十年的临床，您治好了许多奇奇怪怪的病，生活中您勤学、用心，一双眼睛不放过任何事物。临床上您抓住了重要一点：治病的根本是解救二便。

陈：胆大还要心细！最重要的，救人的根本在哪？就是二便！把人的大便、小便救通了，无论多重的病，只要小肠没有腐烂，大部分病人都是能救回来的，这个很重要。

田：其实小孩子的大小便更重要，孩子生了病，家长们一定要仔细观察孩子大小便的情况。

陈：小儿发烧的，一定要先调大便。可以说一切危重病号，如果大小便排好了，病情基本上都能扭转过来，达到排解的目的，否则，不可能扭转。

打个比方，小孩子的病，危重症了，他既不会说话，也难于张口，您怎么办？慢慢就总结出来了嘛，一个温度、一个颜色，通过这两个来判断。温度，通过触测头面及四肢的温差得知。看颜色，这个咱们老祖宗很早就有了，不仅看孩子脸上的颜色，同时要看手上三关的颜色，在前面小儿病中有过介绍。

有些打过吊瓶的小孩，病还没好，鼻子很凉，下眼袋和两腮却发热。说明下焦很紧张，身体极力在将这些不能消化的药毒通过小便排出体外，您要观察孩子的小便，一定是短赤的。

外感的发热，也就是主动发热，治起来比较简单，不出汗的，让他微微发汗；出汗不畅，恶风寒的要轻宣清解，也还要润下。

轻宣清解以连翘、蝉蜕、薄荷、荆芥，桔梗、陈皮、甘草、杏仁，白芍、桂枝、牛蒡子等几组药组合；润下以玄参、生地、沙参、茯神、大黄、牛膝等组合。

田：的确，医院里面一些很难治的病例，病情恶化的，包括癌症，首先都是大小便出了毛病。

陈：我这个观点和西方医学的研究是吻合的。您去医院看看那些病人，一切危重病都取决于二便，病情是否恶化，都取决于这个，这两个一通，睡得好了，吃得香了，病就慢慢好转了。您看小儿非典，小儿手足口病，化验也判断出是肠道出了问题，但是用药物对抗治疗的过程中，忽视了药物的酸碱性在肠道里面的不同反应，也忽视了输液对肺系所构成的积淀。

42. 人人向往的"长寿便"

田：在"田原寻访中医"近十年中，还是第一次将"大大"的问题这样公开来探讨。什么样的大小便才称得上正常呢？

陈：吃饭，吃面能吃得很香，吃完了之后，能拉出大蕉状的大便。大便不要黏，黏的很不好，大便越快、越粗大、越蓬松的，拉的时候还很轻松的，就越好。婴儿的大便，要像竹筒一样，或者像香蕉一样，这样的孩子身体是顶呱呱的。黏黏的，一点一点的大便，在纸上一擦留下很多的，厕所冲不干净的，说明体内有湿浊，吃进来的东西排不干净，这样的人，他提不起精神来，身体不好。

田：过去整天啃地瓜、窝窝头的生活，好像能达到您说的标准。现代人生活水平提高了，大家在吃这方面想尽了各种花招去研究，还真没人管您吃进去以后怎么办。

陈：90年代的时候，我听说叔公要过世了，就赶过去。去到他家的时候，叔公已经被放在大厅左侧的太平房里了，还剩一口气，我看他头额还有些光泽，手上的六脉细而微弦，两足的跌阳脉细而未绝，就跟叔公的孩子，五男一女，他们当时在大厅守孝嘛，我跟他们说："病还没有危急到不治的地步，如果能吃下中药，大小便能下来，还有希望。"当时是什么情况呢？叔公他得了疝气，本身就有高血压、前列腺增生，一下子尿就拉不出来了，送到医院以后病情急剧恶化……

他们几个和叔母都同意试一试，我就给他开药，并叮嘱他们，如果大小便能排得出来，就会有好转的可能，可能还会想吃东西，但是只可以给叔公喂少量稀粥或粉羹，千万不可以喂肉汁水、蜂王浆或者牛奶这些高营养的食品，吃了，病情会加重。

第二天早上我再过去，他们跟我说，夜里11~12点给叔公喂的药，两三个小时之后，就发现他躺的卧板下边有一滩尿液，十分黏稠，快要天亮的时候，排出了大便。叔公果然示意他们要吃东西，喂了半碗粥汤之后，便能睁开眼睛了。他们就把叔公背回到原来的房子里了。我给叔公调了一下药，让他们继续煎药给叔公吃。

第三天早晨，叔公的大儿子过来，说吃完了药，大小便更好了，吃得更多了，问我能不能点滴些"氨基酸"，我说没有必要，叔公体内的邪未去完全，身体还很虚弱，受不了补。

到了第四天下午，他大儿子又来了，说叔公烦躁发热，气喘得厉害，咽喉中有很多痰。我赶紧赶了过去，原来他正在静滴"氨基酸"，说话的音调都失常了。我就建议他们立即将静滴拔出，赶紧吃中药排浊毒，怕有什么闪失，又在那呆了半个小时，看到叔公呼吸趋于平稳之后，又让他们把叔公迁回他住的房子里，有利于康复。

第五天他儿子过来，说前一天听了另一个大夫的建议，加服了一颗安宫牛黄丸。对于大便已经逐步畅排的患者来说，"安宫牛黄丸"会耗伤正气，我前几天给叔公用的药全都白废了。

田：安宫牛黄丸何以会耗伤正气？

陈：牛黄是一个将军，有通关斩将之能，但是辩证地看，它也有破气的作用，破气就会伤肝，就会影响造血功能。所以这味药只适合"实证"的人来用。久病而虚的人必然取其负面作用大于正面作用。

又过了几天，他儿子又请我出诊，说吃了某某医生开的成药，叔公气息微弱，小便又闭上了，下肢浮肿。经过几次反复，他们终于不再偏听偏信，调了又大约一周的时间，叔公认为调得差不多了，于是停了中药，改为食疗。

这样的人我治过很多的，都是大小便出了问题。

田：说句笑谈，以后大家见面打招呼一定要改啊，一见面别问"吃了吗"，应该"道在屎溺"才好。其实我们谈的是普遍意义，我有接触70几岁的老人，从上一辈传下了就是几天一次大大，身体也挺好的。这也许就是特殊体质呢。

其他一些疑难杂症，像所谓的高血压、糖尿病、皮肤病，这些您都怎样去通调他们的二便？

陈：实际上就是什么呢，对这些病他们没有刨根究底，仅仅看表面现象去了。

血压高、血糖高，这些指标都是表面现象，只在这些指标上下功夫，这些病终身都好不了，还会越来越辛苦。糖尿病、高血压的病人如果过来，我首先要叫他们停止一切西药，我就是这样做的，这些疾病不能只治标，西药用久了，体内还多了很多药毒。

重症糖尿病到了我这里也是先停止一切西药，糖尿病治得绝对理想是不可能的，您得首先跟他解释，一个是脾肠的浊毒，另一个，血糖偏高不是病态，我是用甘蔗和甜菜来比喻的。有些人，他的血糖是要偏高一些的，就像甘蔗、甜菜的含糖量，比别的蔬菜要高一些，这是天生的。血糖高一些，他的体力才好，睡眠才好，您把他的血糖降到和其他人一样了，他的身体也要出问题的。

认识问题不能一刀切。但这有一个前提条件，大便一定要好。

田： 我见过一个老太太，七十六岁了，她说她自己从年轻到现在，一直就是四五天一次大便，血压的收缩压值在 180 左右，可她自己不觉得难受，也很正常。

陈： 如果大便呈团状，大的，三天五天排一次没关系。

田： 因为组成她生命的粒子基础不同？

陈： 那倒不是，这就是很奇怪的，长寿的老人，他的大便，是粗的，团状的，不需要每天都有，可以几天一次，但一定不是小的，小粒小粒的像羊粪一样的不行。大团的，粗的，特别是女人就长寿，她的血压或是血糖高一些，不怕的。病史多年的，像羊粪一样的大便，一定是结核性肠炎，若没有结核病，则肛内必有痔疮。

43. 吃二排一，健康标准

田：我这两天一直在观察您的身体，每天的出诊量这么大，说话多，休息时间少，吃得又不好，这股子精气神从哪儿来的呢？

陈：我是吃得很寡淡，但不是吃得少。我今天早上还吃了一大碗面，没放其他什么杂菜，昨天晚上我一点左右才睡觉，临睡觉前还吃了一大碗，吃完了才睡觉的哦，才能睡得好嘛。

年轻的时候，我比现在还会吃的，像你们这个年纪的时候，别人都吃不过我的，我吃两斤大米饭，很壮很有力气，个子很高大的人也比不过我的。我当过木工，再高大的三个人都比不过我的力气。三十多年前，修铁路时，我一顿饭就要吃掉一斤米粉，一斤猪肉，一斤青菜，都吃得干干净净。在四望嶂煤矿搞修理时，经常接连上三班倒的，井下的机器，别人修不了的，就叫我去，我就高兴啊，马上去。那时家里很穷啊。每次吃过饭后，别人问我吃得肚子饱不饱，我说我还可以吃，他们都知道，说那个陈胜征很会吃的，那时候我一人可以吃四人份。

田：为什么现在不这样吃了呢？饮食变得这么清淡。

陈：实际上是最近十年左右才开始的，诊病、写书，经常熬夜到凌晨两三点，肉吃多了不舒服，好像想吐的样子，我就少吃了嘛。

这是为什么呢，就是这个工作性质决定的。我是一个过思的人，我思考的问题太多。凡是过思的人，他的大便都不会太好。体力消耗大的人，年轻活泼好动的人，饮食不宜过于清淡的。我要动脑嘛，吃的东西都消耗光了，所以不会长肉，很瘦削，但多吃肥甘我会不舒服。

我就开始少吃肉，多吃米面类主食，促使大小便畅利、精神良好。

大便好的人，吃两碗，排一碗，有这样比例的排出量，身体就特别好。吃三碗排两碗也行，这是人体的一个正常进出量。

坐诊还有一个什么问题呢，经常坐着，要长痔疮的，这是没办法的嘛。我经常要用中药来调理，我是中药的孩子，一年三百六十五天，至少二百五十天都用中药来调理的哦，我现在每天都过劳，一定要吃药嘛，中药才能救的。

田：说得真好，您是中药的孩子。真正养人的必要时是中药，平常是五谷。

44. 放屁也是在排毒

陈：我生性刚直，因此我喜欢有屁就放，决不把腐浊之气憋在肚子里。我喜欢兼容，所以，我的书架上，既有《易经》、《黄帝内经》、《道德经》，也有《圣经》、伊斯兰经和佛经，我既阅读马列的唯物论，也力求了解西方康德和黑格尔的视野和胸怀，泛读近代解剖医学等古今著述。

田：我看您还供奉了药王的雕塑。

陈：对，在书房的后面，以寄托敬仰、鞭策自己。

我就直白地说放屁好，为什么呢？人之所以放屁，是因为肠道中有异常的气体存在，放屁是肺胃帮助肠道将其内所藏的失常之气或腐浊之气驱逐排解，是机体能够排毒的表现。经过胃肠手术后的患者，术后2~4天有屁放，主治医生会很高兴，就是这个道理。如果肠道内的失常气体不能往下排出，就会往肚子及胸前窜，对肺胃构成伤害。所以，有时候要借助保和丸来助运化趋正，将浊气下排。

田：您怎样理解保和丸，和其他医家有所不同吗？记得我们一个编辑拉肚子，一位名中医也让吃保和丸，但是效果不大呀。

陈：保和丸的主要功效是消食导滞、和胃清热，对食饮过度或因于生冷肥腻食品过度所致的食积停滞、消化不良、脘腹胀满、腹中时痛、嗳气酸臭，或大便溏泻、舌苔厚腻、脉象偏滑，具有良好的消积和胃之功。您所说的那位编辑，他的拉肚子，既可视为机体在主动排解胃肠不需要的食饮品，也可能是由于空腹爱吃冷冻的果汁，引起了小便排解受阻而致的分导失正，促成了拉肚子。对于后者，就本人的经验而言，应促使小便畅排，可选用桂枝茯苓丸温通小便，或取神曲、白花蛇舌草煎服，则拉肚子止除且无留寇之患。

45. 吃米面才能助 "性"

【诊室现场】陈某，女，42岁，前几天太操劳，精神状态不太好，感觉血压有些高，眼睛有点花，找陈医生开了两剂药，吃了感觉眼睛透亮了许多；可是这两天芋头和地瓜吃多了，不舒服，腰怕凉，于是又来到了陈医生的诊室。

陈：精神状态不好的时候，芋头是不能吃的。吃了芋头，我开的药疗效就完全被堵住了。

年纪大了就要注意饮食的。男人，如果大米饭和面条吃不下，这个人是没有力量的；只要米面吃得下，各方面都很好，不仅腕踝有劲，您的两手肘也有劲的。如果对米饭和面条不感兴趣了，都吃不下去了，两口子做事也没劲。一定要调理到对米饭和面条很感兴趣，养成吃米饭、吃面条的习惯，两口子的性事也会非常的好。

反过来，那些营养高的东西，到了这个年纪，吃进去常常就成了浊毒，气机受阻，男人就容易阳痿，各方面都受影响。"千补万补，不如饭补"，吃粮食才是真的"补"。其实就是"五谷为养"，这是养命的一个基础。五谷是植物的种子，它不像水果，有太多的水分，它就是实实在在的种子，它是种子成为新生命之前的一种状态，充满了"生"机，也充满了优质的"气"。

田：我们吃五谷，实际上吃的就是这里边优质的"气"？

陈：对啊，人要吃什么？五谷最好。吃五谷就是吃里边的气，这个说法很好，它是一种甘淡之气，很养人的。"人以天地之气生，四时之法成，五谷为养"，这个气，包括肺呼吸的自然界的清气，还包括卫气，它们是我们吃的五谷所生成的气，这一定要保住的。

实际这个"气"字，应该写成繁体的"氣"，这是整个中医医疗的灵魂。气要常动，这个很重要。

田：我们来看这个"氣"，用我们的思维理解一下。上边这个"气"，人是离不开的。一撇三横，只是最下边的一横弯成了"乙"的模样。这三横，也就是我们常说的"三生万物"的"三"，最上边一横代表天，最下边一横代表地，中间这一横，既代表天地之间的人，也代表天地化生而成的万物。三，多了一"撇"，也就是这一撇，将天上的气带到了地上，天、地、人之气相互交融。为何下边的一横变成了"乙"？那是气到了地面上的运动变化回旋方式。

陈：这个"气"里面的"米"很重要。这个"米"，包围在地气之中。上边两个点，中间一个"十"字，下边再两个点，这么写是有深意的。上边两点，是各种微粒子，中间一个"十"字，既代表时间空间的交错，又寄意着磁场、电场及粒子与波射，周而复始。

天地之间的粒子，向着"十"而来，或者说，被这个"十"所吸引，就像人体吸入清新的空气，就像大地在给稻子、麦子供给营养。这个"十"是什么？在河图里，"天五生土，地十成之"。这个"十"，便是土。什么是土？土就像一个化学反应堆，天地之间的各种粒子进入到土这个时空之中，经过了一段时间之后，产生出了新的事物，下边的两点，又释放到了空间里，周而复始。

我们的稻米就是这样，春天播下了种，接受着土的营养，到了秋天，收获了更多的种子。人把这米吃了下去，也要经过身体里这个“十”的转换。什么是人体的“十”？就是我们的脾胃。五脏六腑里，脾胃属土，它就是我们身体里的“十”。食物经过我们的胃的分解，再经过脾的合成，变成了人体的营养物质，尤其是气血，多余的物质通过肠道，又被排到了大地之中，作为其他植物的养料。

“物生谓之化，物极谓之变，阴阳不测谓之神，神用无方谓之圣”，气在聚散合分，没有一成不变的东西，它流动变化交换啊，宇宙也在运动啊。这是个总纲，是认识人体里边气的总纲，气是上下交通的，升降聚散开合嘛，全部的运动组合就在这里。

一个人要是对米面不感兴趣，吃不下去，他的气机就不调了，尤其是男人，要伸要缩都不行，下边的气机收不紧，很快就泄掉了，就好像这个房子的门窗不好，空气流动也就不好。很多男人上了年纪，对什么都提不起兴趣，以为是岁月不饶人，其实，把身体调理到对米面都很感兴趣，各方面都会变得很好的。

田：换句话说，大米、面这些食物，是碱性的，痰湿多的人，吃了一定有好处。

大米和小麦面粉一直是我们民族的传统主食，可是现在好像都是精米、精面，不知道应该高兴还是无奈。

陈：土豆、红薯、芋头、薏苡仁等，都可以适量吃一些。

对小米的理解也应该全面，小米性偏涩，可以影响大小便的排泄，大小便会不太通畅。小米粥，在大便偏稀的时候，可以适当吃一点，大便比较紧的时候，小米粥您吃来试试，大便就会被结住。

玉米也要少吃，偏甜，不容易消化嘛。还有，现在的玉米转基因的多。有报道说，国外的大老鼠吃了都死光了，没后代了。油也是要尽量用花生油、芝麻油才行的，凡是转基因农作物的产品，以及从中提取的调和油等，对健康的长远影响仍有待警觉。

46. 送你独家通便秘方

田： 通二便，有哪些比较特别的用药？

陈： 大便问题，最可怕的就是大便溏薄，黏滞，治疗时要内服结合冲洗，很舒服的。

内服药，常用的有萹蓄、夏枯草、败酱草，有时候加一点牡蛎、苦参，有的人，痔疮严重的，很辛苦的，加点炒槐花，卷柏，这个很重要。

这个是萹蓄，小小的，红红的，还有一种大萹蓄，叶子比这小萹蓄的长、大。学名叫大飞扬草，大乳汁草，专治头疮，头上长疙瘩很难好的，就用这个草，加点夏枯草、蒲公英、牡蛎，洗一洗，内服都行。

田： 中草药里边很多很神奇的功效。

陈： 她们很美好的，我是离不开的。通便的药，吃法是有讲究的，煎两次药，药液合起来，要分四次吃。第一次一定要煎一大碗，太少了不行，太浓了。

分四次服，一次顶多一小碗，就可以了，不要一下子喝太多，体弱者顶不住的，好像推稀泥，如果您推得太厉害，稀泥就会倒流过来的。

打个比方，您吃饭之前半个小时，喝了一次药，躺一会儿，20~30分钟，药物开始起了作用，就可以吃饭。吃过饭一个小时，再喝。这两种喝法，和饭后一会儿服是不同的。饭前喝的，解的是您脾肠原有的浊毒，清一清再吃饭，不然，先吃饭再吃药，浊毒在下边，刚吃进的食物在中间，药从上边浇下去，效果就差了许多。吃完饭一个小时，消化得差不多了，有新的毒要生成了，再喝下药，盖在上边，浊气就不容易逆上来，利于解除心烦、头晕、睡不好觉。如果您一次喝得太多，药在清理您体内稀烂泥似的伏湿的过程中，来回激荡，可以引起合杂药液的反流性呕吐。

吃通便药的过程中，那个小米是千万不能吃的，小米是收敛的，它一收，药就不能通便了。

47. 干了这杯大黄排毒酒

田：如果大便的问题不全在大肠呢？

陈：如果大便的问题不全在大肠，主要是肝的问题，就要用大黄和当归身了，这是我琢磨出来的一对经典对药。大黄可是个好东西，大家就知道它是泻药，一般的医生不怎么敢开，我敢用。为什么古人把它取名为"大黄"？我们说过，黄是脾的颜色，也对应湿的颜色，它叫大黄，说明它与脾、湿是亲戚关系，与湿、与脾有强大的亲和力。《黄帝内经》里说，"色黄入脾"，当脾虚的时候，体内有了湿，湿把脾困住了，脾就管不住它里边的黄色，黄色逸了出来，在脸上、舌头上一些与脾胃对应的部位，显现出黄色。大黄，因为它够"黄"，所以能大力地聚拢体内的湿毒，通过大便，将浊毒排出体外。

大黄是脾的亲戚，就和肝不怎么亲了，要清理肝里的浊毒时，就需要一位介绍人，把大黄介绍入肝。酒，就是最好的介绍人。没有这位介绍人，大黄的聚湿力量就被脾拉了去，肝脏里边的脏东西，像湿毒，就拉不出来了。

田：真是妙解大黄啊。酒里需要加点当归，和大黄配对？

陈：气血不虚，但肝中气血有瘀的人，大黄泡点酒，每天喝上一小点就行。我们可以观察舌象，舌边很紫的，一喝这个大黄酒，拉大便的时候，会有很多泡状的积毒排出来，排完就很舒服，舌边的紫色会慢慢地脱掉。

有些人，瘀还不是很重，但大便已经表现出来有了浊毒，黏黏的，很难擦干净，一点一点地粘在肛门附近，其实体内的大小肠也是这个样子。也可以泡点大黄酒喝，喝下去之后，体内的瘀浊会像发酵一样的东西，从大便中排出来。

如果浊毒进入到血里，身体就比较糟糕了，受到浊毒的冲击和消耗，渐渐地会气虚血弱。也有些人，本身体质就偏于气虚血弱，往往长得比较白净，就是脸和嘴唇缺了点血色，有些贫血的样子，如果再暴饮暴食，喝酒吃肉，就会得酒精肝，脂肪肝。这样的情况，在投以酒浸大黄的同时还要加全当归，或当归头，大黄与当归组成药对，破中有立，这样才好。

全当归，是切成手掌状的，有头有尾，保全了当归的功效，"气全"。现在有很多司药人员，为了方便配药，将全当归横切成一片片椭圆片，有的没有头，有的光有头没有尾，这种做法，要改变疗效的。古人炮制中药是很讲究的，现在很多人都乱道了。当归头，味甘微带苦意，入脾、肝、肺，善能益阳补血；当归尾，善能破瘀活血入络。

田：好，替肝脏不好的人谢过您！

| 田原笔记 |

这个连云港的乡下女人让我敬重。

二次赶往兴宁寻访，在我入住的宾馆里，我见到了她和她的儿子。她们昨天从东莞赶过来见我。

四个月前，这个 16 岁的男孩左眼几近失明，右眼视力不佳，一两年的时间里，孩子的学业急剧下滑。万不得已，孩子和妈妈说出了自己眼睛看不到东西了。惊恐万分的夫妻开始了求医之旅，看遍了家乡的所有大小医院，只有一个结果，孩子的眼睛受到过外伤，已经没有恢复的余地。

妈妈不甘心，开始进城去书店买书，看到了《你的眼睛还好吗》，拿着书她找当地的医生，医生嘲笑她，书写出来是卖钱的，不会是真的。她不相信，就开始寻找作者田原。几经周折，和我通上了电话，考虑她的经济条件，我推荐她来兴宁找陈胜征。

这次见面，她告诉我说："田老师，我就不相信我的儿子就要瞎了，就相信你能救我的儿子。为了来陈医生这里，我就四处借钱，找到了两千多元就来了。可你要知道，我以前是去县城都会迷路的乡下女人。"

四个月的时间里，妈妈和孩子几次往返在东莞和兴宁之间，因为东莞可以打工，赚钱。她说，经过陈医生的治疗，我儿子长高了，长胖了，脸色好看了，脚也不臭了，右眼的视力恢复到了标准视力水平。左眼能看见一米以外的妈妈了。

临分手，我和男孩约定，几年后考取北京中医药大学，我在北京迎接他。男孩抬起头看着我，目光里满是坚定。

田：咱们谈谈这个案例的救治过程和您的处方思路。

陈：以中医的观点而言，目疾主责肝肾，须究营卫气血虚实，有无痰瘀浊毒阻络。在这个病案中，这个孩子，江苏连云港16岁的中学生，他的左目几近失视，既因于以往起于浊毒逆冲所致的慢性鼻炎及咽炎，未获得及时的化解排除，又因于2008年夏秋时节，左目下颧位因不慎被撞伤后所产生的瘀毒阻于目系之脉络。

右目的视力也不断退减的原因，既因于左目视力受创后，右目视物负担加重，又因于治疗左颧创伤的消炎抗菌素类药物构成了对肝肾的副伤害。因此，对于这个孩子眼睛疾病的治疗，既应该疏肝益肾、通络化瘀，又应该兼顾化解，排除引起鼻炎的浊毒。

处方组药如下：

柴胡、全当归、大黄、茵陈，疏肝解血中浊瘀；

侧柏叶、双牛膝（怀牛膝和土牛膝）、甘草、杏仁，宣肺化浊除鼻炎；

藿香、生地、麦芽、蒲公英，助运、益阴兼解毒；

前胡、陈皮、蔓荆子、谷精子，升中有降，清理目珠。

治疗过程中，有时酌加枸杞子、菊花，或杜仲、牛膝，或芍药、桑枝，或木贼、薏仁。使瘀浊化排、肝肾健强、脉络调畅。因此，至 2011 年 9 月中旬，取得了令患者满意的疗效。

另外谈一点，对于女性撞伤目珠引起视力丧失这类情况的治疗，则有所不同，必须侧重益气养血、逐浊下瘀、解毒和营。

我记录有一个 2011 年 2 月 10 日至 7 月 29 日的医案。兴宁坜陂，16 岁的女病人，何某某。因摩托撞伤右目，医院诊断为：颅骨骨折、颅内蛛网膜下腔出血、头皮血肿、右侧视神经挫伤。住院至第八天，极为惨重的时刻，求治于本所中医，经过五个多月时间的综合治疗，视力已经逐步恢复。

还有多位眼珠脓肿病人的治愈病例，都证明中医中药对于目疾之治是具有神奇疗效的。

48. 化腐朽为神奇的草药

田：观察您的方子，发现您用药很平常，效果却很出彩。

陈：对，关键是辨证要看准。中药呢，取其意象来用。我用药很平常的，都是常见的草药，只不过，人家用得少的，我用得很多，很多人家都不怎么用。

打个比方，败酱草，我们土话叫荷包草，取它什么意象呢？首先，它是白色的，白色的粒子，入肺与大肠，但它生的时候是青的，干了才是白的，干用和生用还不一样的。

这个败酱草，它生长的时候啊，叶子里面有一种黏黏的汁液，像鼻涕一样的东西，和痰这个东西很像，它作用于人体，刚好能很好地清理人体内的"痰"。现代医学说它是碱性的，您闻一闻就知道了。痰是肉类、鱼类、高蛋白质类食物吃多了生出来的，肉生酸，痰属于酸性的，您用这种碱性的败酱草能中和酸性的痰。

还有一种草，叫做酸酱草，名字和败酱草只有一字之别，它虽然也是鼻涕样的，但它是酸性的，就不能清除人体内的痰。但它也有它的用处，性酸，能收疮，可以把疮口收合起来。

大黄 + 败酱草治疗急性阑尾炎

田：败酱草怎么用呢？

陈：打个比方，得了阑尾炎，就可以用它，大黄加败酱散，我救了很多急性阑尾炎病人，痛得很辛苦的，包括我妻子的姐姐。

阑尾炎严重的时候，右腿的伸缩，都牵引着右下腹阑尾的位置，很痛，如果这里出现反跳痛了，就是说按着不痛，一放开，特别地痛，一定是有严重感染了。这时候的治疗，用大黄败酱散，加点薏苡仁；如果是慢性的阑尾炎，酌加附片。这里的炎症物一定要通下来的，阑尾在小肠和大肠的交接处，炎症物就可以从大便来通，大便一畅，肿就消了，痛也止了，阑尾炎就好了，我救过很多人的。

今年就碰到过一例，姓史的先生，他得的是慢性阑尾炎，吃错了东西，寒凉的东西吃多了，大便有点稀，我给他开了大黄、败酱草、附片、薏苡仁，又加了点川楝子、当归和吴茱萸，他吃了药就好了。

这个吴茱萸，是温血的，他的血太寒要温起来。温起来之后，用当归补血。不管怎么用，这个大黄、败酱草是非用不可的，大黄用 10~20g，当归有时可以用到 30~50g。

田： 慢性阑尾炎在发病之前是什么表现？

陈： 得阑尾炎之前，一般都有大小便不畅史，实际上是便毒，也就是大便中毒素制造的麻烦，是一种浊毒。它和吃进去的甜腻黏滞的东西密切相关，多余的营养经常滞在那里，就成了浊毒。整个人类就是这样，在不断的追求过程中，还不断地折磨自己，追求享乐的过程实际上是在不断地折磨自己，丧失了很多东西。

在自然性方面是退步的。就像这个青菜，是上升的，充满生命力的，青是生发，越是腐败的东西，它越能转化成这种生发的力量，这才符合自然性。您把这种生的力量吃了下去，更有助于体内气机的生发，这是化肥菜所不能达到的。驰骋人生，去闯一番事业，"用道"很关键，您要用您自己的智力、体力去拼搏创造，在拼搏过程中自然会有所消耗，消耗您就得"补充"嘛，补充离不开食饮与呼吸，有时候就得用中药来调理自己。

《道德经》说："道可道，非常道。"什么是"非常道"，您换了一个环境，换了一个压力，您的道会有所不同，您的生活方式、为人处世必须随之改变，才能适应环境，这不就是识道用道？"非常道"不就显现出来了吗？要这样来理解。

田： 不识道，不足以为智者，不用道，不能够驰骋人生。尤其我们要懂得和拥有中医的道，这才是中国古老文化之精髓呀。

韭菜籽壮肾阳，黑豆滋补肾阴

田： 再给大家奉献点小方法吧。

陈： 在我的经验用药里，有一味药材，它的某些功效，对脾肺的益处可能要胜过目前被过于吹捧的冬虫夏草，这就是蝉花。它的皮是黄的，它的肉和冬虫夏草差不多，也是粉状的，蝉的腿化为根，成虫后本来是会长出翅膀来的。我推测日后人们会认识到它的功效，大为称赞它的。

从某种程度上来说疗效可能更好，但是单一地用是不行的，您得加一些引药，有了引药，您要让它进哪个脏腑，它就进入哪一个脏腑。

田： 比如说您要它补肾的话，您会加点什么？盐？

陈： 不，打个比方，韭菜籽入肾。韭菜本身是壮阳的，但是韭菜籽的味道里边带辛香，一点酸，微炒后，盐水浸渍或米醋浸渍亦各有其妙，可以敛一敛阳气，不然一通阳，阳气就散了嘛。为什么用籽？韭菜的种子嘛，以形补形，更补肾嘛。还有一点，它的籽是黑色的，宇宙中黑色的粒子，它和肾的亲和力就高，入肾。

田： 黑豆也入肾。

陈： 所有黑的东西都入肾，但是您得有所选择啊。黑豆就不太行，除了黑，蛋白质含量还高，吃多了不消化，容易胀气、尿短，容易变成身体里过多的营养，这不行的。少量地用作调和剂，调和着入一下肾还可以，用多了就不行。

这个韭菜籽，加进去，可以入肾，补肾。

如果要排除肾里的瘀毒，您还要加一点金钱草，让它提炼体内的毒，把毒聚过来。这个金钱草，您煎汤送服效果就很好。有些很泡的，质轻、气味辛香的药，不宜久煎，您直接放进去煎，疗效不好的。必须依嘱先用少许水泡渍，后下，倒出的药汁，也宜加盖，不让香味跑了。

要说什么、什么药能治很多病，那是骗人的。说这个药能够治什么病，再加几味药，粉剂或煎汤送服，又能治什么病，这样的说法才是准确的，符合客观事实的。

田：您对草药的理解和应用，近取其形，取其象，远取其意，游刃有余，得心应手。

陈：意和象都要取的。这都是从易经上来的。看面部的时候，也是取的意和象，再进行逻辑分析，易经是总纲嘛。

认识草药才会理解生命

田：我觉得您对草药的理解很特别，认识草药又是一个怎样的过程？

陈：做一个更好的中医人，会采药、会卖药的人才知道中药怎么用才好嘛。我觉得中医院的医生绝对比不上我。我原来识得几千味草药，都会用的，很多人不敢开的药材我都用过的，后来慢慢地经验多了，由繁到简了，我推算疾病的过程很准确，所以就不用那么多种，药的搭配就简单了，效果反而更好。现在常用药就是几十种，但是，我这有很多偏药别人是没有用的，危重的病人一定要用这些药。

例如胰腺炎、肠滞引起左胁下隐痛或刺痛的患者，酌加青皮克制肝气对脾土的过乘，效果一定良好。肝寒引起脚跟皮厚皲裂作痛的，能酌加吴茱萸暖肝，疗效一定喜人。浊毒下注引起阴痒起毒者，能投用降香、苏木、苦参、甘草等，对排解浊毒、消除痒疮，疗效可佳。对于食道癌梗阻，水饮难下者，速煎夏枯草、败酱草、牡蛎、玄参，酌加芒硝，让患者嗽吐及喇吞，具有神奇的解除梗阻之疗效。

我认识中药很早，1965年之后，我没有参加高考，就上山采草药了，当时家里贫穷，卖药卖了两三年的时间，其实我就在学着治病了。所以我对中草药的认识和了解比一般人多。也学习本草里有的，本草里边没有说的，我就到老农那里去了解。至于形状、味道等等，是慢慢学习了中医基础理论之后才系统地知道的。原先就是喜欢听母亲，还有一位老农说药，这个药能干嘛，那个药能干嘛。

老农是兽医，看禽畜病，鸡，猪，狗，给它们打针，我帮着他打猪针、打鸡针，刚才说到败酱草治阑尾炎，阑尾这东西很有意思，打个比方，人的阑尾，和鸡叉肠是有相似性的。

我的经历很丰富啊，年轻的时候还扛过木头，割过松香，那都是在很大的山上。还捕过蛇，晚上有时还去堤坝边或草地里捕蛇，捉蚯蚓，还有田里的小青蛙。我很会诱捕小青蛙的，小学中学读书的时候，下午放学回来，到菜园里，可以诱捕好几斤小青蛙。村里人都很佩服我的，我会分析嘛，田里的青蛙哪里多，我都知道。有的人一个傍晚只能诱捕到几只，我可以捕一袋子的，那时我的母亲生小孩，没什肉食，就吃这个。后来还挑煤炭，铺过路基，拖过板车，修过机电，什么都干过。

田：生活给了您很多的智慧。您刚才说鸡叉肠？在鸡身体的什么位置？

陈：也在鸡的小肠旁边，就那么一点点黄的。和人的阑尾差不多，小肠边长出一段肠，鼓起来的，里边还装着东西。这个东西就是糖鸡粪，甜臭味的，像糖搓成的稀泥巴。这个东西很奇怪，它粘附在哪里，哪里的皮就有可能要烂，但是有的疮，却可以用这个东西拔出来。它还有一个作用，小孩子不开胃了，这个鸡叉肠很臭的，可以蒸取一点点汁，给婴儿吃，蒸过了，它就不臭了，很开胃的。

田：生活中经常观察这些动物？

陈：一定，很多是我生活中观察获得的经验，我喜欢观察。还有一个，就是猪得了恶病，发了猪瘟。有一种病，叫做"猪丹毒"。这个鸡和猪，它们跟人一样，都是里外对应的，我不可能看到人的里面啊，我可以看猪，看鸡。

在以前困难的时期，别人家的病猪病鸡都舍不得丢的，他们宰杀的时候，我就在旁边观察：得了这个病，这些猪和鸡的内脏有什么变化。我们村里有个兽医，有的时候，猪得了猪丹毒，死了宰来吃的。它的耳朵、全身都长着红点点，按西医的说法，就是一种细菌感染，是一种菌毒、菌疮。病猪被解剖了以后，我就可以看到，它的小肠和肺部，都有很多赤红色或者紫黑色的斑点，和耳朵上、身上的斑点是对应的。

所以我就知道，古人的内视返观、察外揣内是有道理的，也许就在动物的身上得到的灵感。在猪身上，在动物身上发现对应性，在人身上也是可以参照的。就像猪的肺部、耳部和猪的掌部都是有对应的一样，人也是同样的道理。

打个比方，非典、甲流爆发的时候，我就接治过非常危重的病人，别的医生不敢治的发热，他的嘴唇和手掌部都起了红疹，到了这个时候，他就呼吸困难了，他的肺部一定也是这样，烂了，很多斑点，肺泡都不通气了。危重的时候，非典病人的嘴唇也裂了、烂了，起一个个疹斑。凡是手掌内起红赤疹点的，肺和胃里边也有类似的疹点，就表示病更严重了。

49. 家：屋顶（宀）下要养一只猪（豕）

田： 现代医学在实验室解剖小白鼠来研究，您从猪和鸡鸭的身上去观察、体会。猪内脏和人的内脏有更相似的地方？

陈： 小白鼠，远不如猪。人吃的东西都可以给猪吃。人和猪在吃食上的喜好是类似的，说明了什么？说明猪的五脏六腑所需要的基本粒子和人类相似。为什么古人要圈养猪？为什么"家"字的下边是个"豕"字？这个"豕"，其实就是猪，在一个有顶盖有围墙的地方养了一只猪，这就是家了。这足以说明在古人眼里，猪对人、对一个家有多么重要。

猪胃里边的酸碱度和人是相似的，猪有很多与人相同的地方，但是猪和人还是有所不同的，猪吃一些很臭涩的东西，吃过之后也能消化，但是这些东西人吃了会腹痛、饱气、呕吐，会便秘，拉不出大便来。为什么？因为猪肠道菌群的构成和人有所不同啊，一些变质、腐败的东西，它还可以吃的，像坏了的水果、米面，长了很多的细菌了，人吃不了，猪却吃得很香。说明什么？说明猪肠胃里边有一种菌群，可以化腐朽为神奇，把腐肉、腐败的一些食物，变成一种有用的蛋白质或其他营养。

不同人体内的菌群结构其实也有所不同，就像有些人，喜欢吃很臭的东西，很臭的腐鱼肉他吃得很好；有些人，喜欢扒墙皮吃，他吃得也很开心；还有些人，胃还可以消化玻璃碎片和铁钉的。这样来理解，符合科学吧？

田：（笑）符合您的医学。这就是说每个人的口味不一样，您喜欢吃这个，他喜欢吃那个，个人体内的环境不一样。由此看来咱们喜欢吃猪肉还有渊源的，同气相求啊。

小知识·猪与人的"融合"

现代科学研究显示，猪的代谢功能以及心脏、肾脏、肝脏的大小与人类极为相似，非常适合人类的器官移植手术。2005年5月，韩国汉城大学黄禹锡教授的研究团队成功地将猪心移植到猴子身上，而且研究出不会产生器官排斥反应的方法。据英国《太阳报》9月30日的报道，英国西丹巴顿郡克莱德班克市金禧医院的医学专家们还将一只猪身上的心脏瓣膜成功移植到了18岁少女罗宾·凯尔尼的心脏上。

中国的科学家正在研究转基因猪，已经研究到了第三代，研究的目的就是消除克隆猪与人不相容的基因，减少猪器官移植的排异反应，以帮助更多需要器官移植的人。

也有科学家对此研究表示了担忧。其一，猪器官使用寿命的问题，猪的寿命一般是15年，那么，猪的心脏又能使用多少年呢？其二，在很多人体器官移植的案例中，有许多移植后的患者饮食习惯和性情会大变，出现了被移植者的一些喜好，譬如开始喜欢吃肉了，人也变得胖了起来，还听起了以前从来不爱听的古典音乐等等，那么，移植猪器官到了人的身上，人是否也会出现猪性？

50. 揉腹比敲胆经好

　　田：您在看病的时候，所用面诊与我们常见的望诊不同，面诊后边蕴含了很多命理、相理和医理的东西。我们再来谈谈您的医理吧，您说您更多的是看《黄帝内经》，对《伤寒论》没有太多的研究，为什么呢？

　　陈：实际上，《伤寒论》后添的一些东西把中医复杂化了，这也与那个时代的医学发展有关系，那个时代重视经络学说，张仲景就以六经作为辨证的纲领。但是，现在的人，对于经络学说是不容易理解的，我们就应该更直观一些，比如伤风、伤寒，您用最浅白的语言告诉大家，别人才容易领会嘛。

　　现在中医界把伤寒学说捧上了天，可是对于现代人来说，按照现在的文化水平，是不容易理解，也不容易掌握的。实际上那个时候，所谓伤寒的病变，很多也是吃错了，现在人不了解伤寒传变背后各种矛盾的主要方面。您用伤寒去治病，症状可以缓解，暂时压下去，实际上没有真正治好这个病，那些个矛盾没有得到根本的解除。所以我现在很少读这些书了，我喜欢看那些从基础理论当中提出的尖锐的、意见不统一的东西，对我的思维很有好处。

　　打个比方，《黄帝内经》现在的版本里有一句话：十一脏取决于胆。这是错误的嘛，现代人不求甚解，流行养生就有人提出来每天要敲胆经，敲胆经人健康，这句话我认为是错了。

　　实际上，按照上下文，再结合《黄帝内经》的其他章节，还有现代的生理解剖，这句话应该是"十一脏取决于脾"，抄错了字。我就认为古代抄书的时候抄错了，这和胆没太大关系，十一脏都和脾有关。如果您没读懂《黄帝内经》，只看这一句话，在应用的时候一定要出问题的。

打个比方，您一直敲胆经，会引起人体胃肠紊乱的，胆过分兴旺了，会引起西医所谓的"应激综合征"，会出现什么症状呢？大便时好时坏，体内的脾气乱了，其实就是胆经过分兴旺了。经验表明，胆汁长时间停留于小肠，会对脾胃及小肠构成伤害的，不只会腐烂小肠，肝胆相照，还会影响肝。

如果空腹敲胆经，一定是错误的。

田： 胆经不敲了咱揉腹吧。

陈： 揉腹好啊，但是一定要揉正确了，要顺着腑的方向揉，以脐为中心，从肚脐下边，沿右边往上揉，这一路是升结肠，这样揉是升，然后到了水平的横结肠，揉过来，到了左边，左边往下揉，这样是降，帮助降结肠降，这样才正确。揉的圈子不要太接近肚脐了，要宽一点，慢一点，按照肠道的天然摆放位置。

田： 顺时针方向。

陈： 对，以脐为中心，用右手来揉才方便，先放在左下腹，往右平移，上，升结肠，横，再降结肠。腑是排浊的，胃和大小肠，顺着它们的方向，帮助它们排便。

反过来，中医里边常说的左升右降，那是脏的方向，脏和腑是不同的。

打个比方，您看桶里边的水，左旋，或者右旋，它就不同。左旋，顺时针方向，水纹向上；右旋，逆时针方向，水纹向下。向上和向下不同的，我曾经观察过，很有意思的。

再打个比方，豆苗，藤蔓植物，它沿着竹竿向上爬，基本上80%是顺时针方向往上走的。很奇妙的，这些，都是生活中观察来的。但是，不同的幼苗我还没有仔细分辨过，它们到底有什么不同？我还在考察。可能跟它的性味有关，有些是寒凉的，有些是温热的，也可能和地球的自转有关，否则就千篇一律了。

这个顺时针，逆时针，我是用十天干来考虑的。十天干是中华的十大粒子，很神奇的，它与阿拉伯数字的符号有对应关系。顺时针旋转，可能帮助脐部聚气。揉腹，看似很简单的动作，其实隐藏着天地间大的运行规律啊，这与古人说的丹田之气是不是有关系？丹田在肚脐下面，人在娘胎里面的时候，是这个脐带系着孩子，给孩子提供气血的嘛，所以这个揉的过程是可以帮助积聚精气的，帮助腑，也就是胃和大小肠的蠕动，这是无可否认的。

田：晚上揉还是早上揉？

陈：各人的需要有所不同，不要刻板，刻板会害人的，您什么时候揉得舒服，就什么时候揉。

田：我发现您很强调个体差异，这个理念很早就有了吗？据说1988年之后，您一天可以有30~60个病号。最多的时候一天80多个。当时看的都是些什么病？

陈：儿科和妇科的多。那个时候我运气很好的哦，那时的方子现在看来有些不太对劲，那时用药很简单的，思路就是按照传统中医基础理论，一个是广东的中医验方，另一个我借了一本中西医结合治疗妇科疾病的书，还有一本中药四百味。那时候医学三字经我都还没有接触。实际上我就是抓住了肠胃，从脾肠、膀胱入手，用的都是很简单的药。打个比方，瞿麦、白头翁、石韦、萹蓄，或者大黄、牛膝、茵陈、柴胡……都是很简单的。重点在于恢复他的肠胃功能。

现在的疾病为什么复杂？就在抗生素产生的副作用，损伤了肺脾肾，脾肾的功能是很难恢复的。继而出现了肺、脑、心和肝肾中毒的现象，很奇怪的，我的原方和医案都在的。按照现在的观点而言，当时的处方属于碰巧有效的。

我救治过好些得了病毒性脑膜炎的孩子，住进了医院，都已经接到病危通知书了，其实开始就是胃肠的疾病，一住院，转变成了肺炎，胸腔和肺都有了积液了，结果发展成脑水肿、病毒性脑膜炎了。我说今天中医其实也不用那么复杂，就是救助脾肠，调理肠胃的药很重要。

一些化浊的药，六神曲、瞿麦、白头翁……就是八正散加石膏、六神曲、保和丸，加加减减，有时还加一点灯心草和鱼腥草；另一个就是葶苈大枣泻肺汤和薏苡仁败酱草散，这些我都常用的。

葶苈大枣泻肺汤里边，这个葶苈子是很重要的。大枣的用法也有讲究，打个比方，如果饱气，不要大枣；不饱气发胀的，就可以加大枣，因为大枣会加重饱气、发胀的感觉。体内有浊毒，不消化的人，吃大枣更不消化。

田：古人的话很有道理，唯有中满不吃甘。

陈：古人有很多话，都是精华，要充分去思考的。有的是有条件的，相对的，那种情况下可以用，换一种情况，就不能用了，有的是绝对的，这个得认清楚。

田：听说您开诊所曾经开在棺材铺的旁边？

陈：我第一次开诊所，还不是棺材铺旁边，而是在厕所旁边，公园路的厕所旁，很小的，刚出来没有资本。后来在高华路的棺材铺旁开了一年多的时间，没有人敢在那里开诊所的，我是第一个。

田：有没有特殊"收获"？

陈：有一个姓温的，痰积引起的妇科病，快要死了，棺材都买好了。我们那里有个风俗，人死了，要放在家里处理后事的大厅两侧太平房里，男左女右，她事先被放在了右边太平房里的稻草堆上，全家都以为她很快就要死了，结果一放就放了三天。我去的时候，已经奄奄一息了，但是鼻子及头额仍有光泽，四肢体温有伏热，一摸脉，还未断绝，家人都同意试一试，我就开了药，大便一下，明显好转，又多活了几年。

田：就通过排大小便？

陈：问题一定就在这里。大小便堵住了，首先让她排，精神就好，手就会动了，眼睛也会动了，就这样的。我在那里开了两年左右的诊所。求治的病人已经很多了，他们也不忌讳那个棺材铺，很多局级干部来帮我捣药、切药，很感谢他们的。

第五章

人体生命方程式

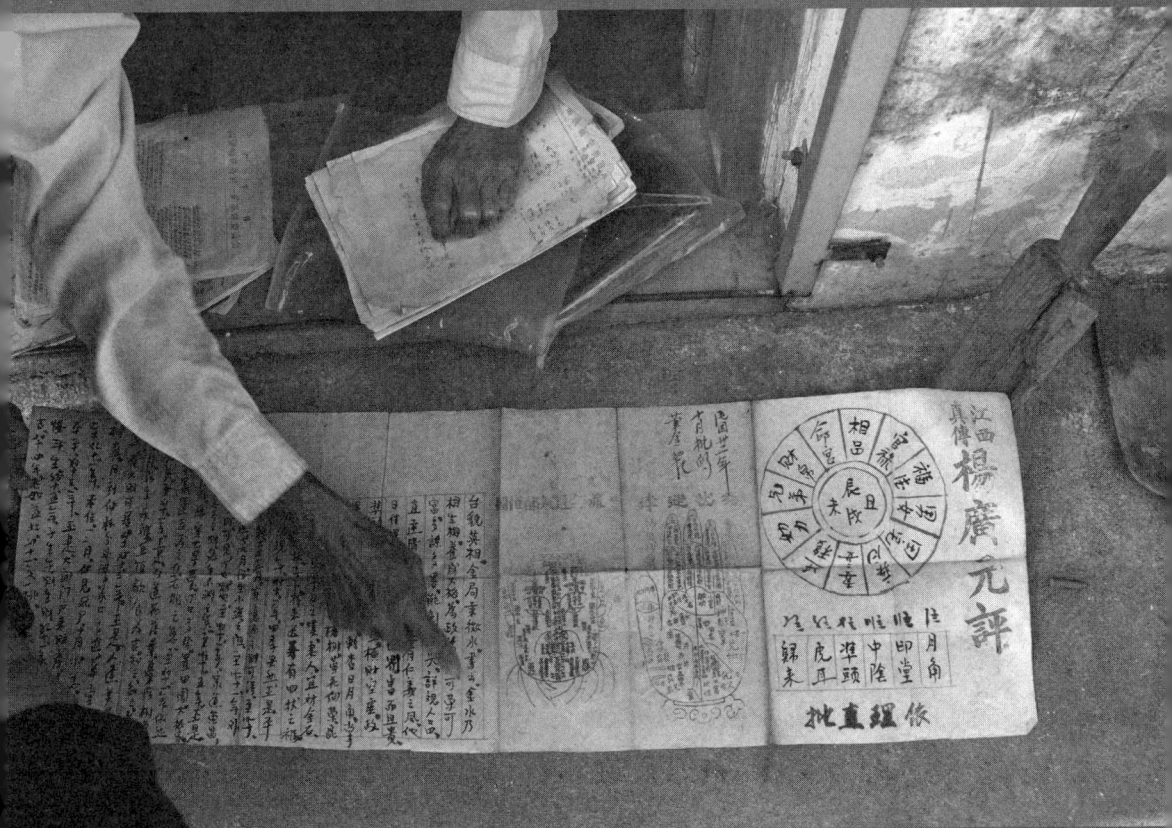

在统计学界，无论哪个行业的统计师，毕生都在寻找一个方程，一个可以解释行业内一切现象的方程。这样的方程有一个特点：具有极强的可预测性。

什么叫强预测性？打个比方，一个方程有一系列的输入条件，比如说在汽车制造业，您把原材料的种类，像钢材的数量、橡胶的数量、工作人员的构成——高中生、本科、研究生数量和比例等影响产量的数据输入到这个方程中；再按前几个月消费者的构成分成几个模型前提，您是农民，您买的车和一位白领买的车肯定不同……把所有的数据都输入到这个方程之中，它如果能输出一些数据，比如说一个月之后，您生产出多少辆拖拉机、轿车或装甲车，能卖出多少，利润有多少，下个月、再下个月的数据拿过来，90%都预测准了，那么，它就具有强预测性，是个终极方程。

可惜，现代高科技下的统计学家们不太在意古文化的积淀，更看不懂古书，或许只要领会了天干地支，这些组成宇宙万事万物的粒子相生相克的思路，终极方程的大门就会向他们招手……

那么我们平凡人呢？在生活中又何尝不是在寻找这样的一个个方程呢？当我们的脸上长出了斑点和痘痘，或者发烧、咳嗽、疲惫、失眠、烦躁、肥胖或者消瘦……难道您不想知道体内究竟发生了什么？究竟是什么引发了它们的出现？我们该做些什么，吃些什么，才能让这些不速之客离去？

51. 天赋来自天干地支

田：大概在 30 年前，医生们开始使用一种强力杀死细胞的药物来治疗患白血病的儿童。这种叫做"6- 巯基嘌呤"（6-MP）的药物拯救了成千上万的生命。然而另一面是，这种药物会产生一定的副作用。它的毒素能够滞留于病人体内，并且会遗传。

这个悖论无法解决。也就是说遗传基因与疾病、与药物反应的相互关系是人类目前试图突破的课题。

离开现代医学的基因学说，回到中医，是否有对生命的另外一种理解？

陈：生命现象是整体恒动的，是具有天赋的，这个天赋，我们应该用科学的态度，来看待生命方程里边的基本粒子，它们决定了生命的性状，隐藏着智力和力量。

打个比方，十天干，是天空中居主导的十大力量，也是十大基本粒子，甲乙丙丁戊己庚辛壬癸。我们古人就认识这十大基本粒子，和它们转化的物质乃至结合以后的现象。当一个人呱呱坠地的时候，"生命的现象"先天就已经定下来了。

表一．十天干沟通的人体内与外

五行	木		火		土		金		水	
十天干	甲	乙	丙	丁	戊	己	庚	辛	壬	癸
内	胆	肝	小肠	心血	胃	脾	大肠	肺	膀胱三焦	肾心包
外	头	项、手	肩、面	舌	肋、背	腹	脐	股	胫	足
	目珠、四肢		面颜、额、舌全身血脉		上下唇、山根鼻梁、准头		颧、鼻、双目白体表皮毛		腮、颏、双耳、双目的瞳仁	

不只天干，还有地支，十二地支，是由天干组合成的，是地球上的十二大基

本团粒，地支不是基本粒子，有的是基本粒子，有的是配合的，叫做暗藏，它一个地支，可以暗藏几种粒子。十二地支的名字依次是子丑寅卯辰巳午未申酉戌亥，与方位、四时、一年十二个月（阴历）对应，如同钟表上的十二个字：

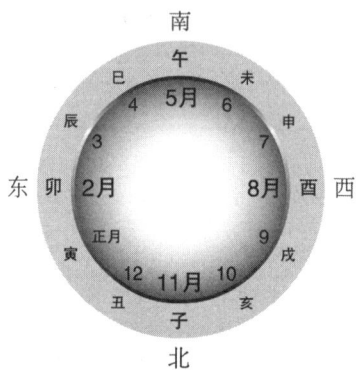

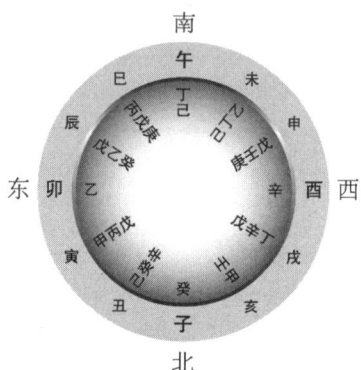

十二地支与农历十二月份对应图　　　十二地支各自内含的十天干粒子

寅卯东方木，巳午南方火，申酉西方金，亥子北方水，辰戌丑未四季土。

寅卯辰属木，与春季对应，粒子聚于东方。寅与正月对应，卯二月，辰为春夏交季、春三月之时。寅由天干甲木、丙火、戊土化合而成，卯由乙木化合而成，辰由戊土、乙木、癸水化合而成。

巳午未属火，与夏季对应，粒子聚于南方。巳为四月，午五月，未为夏秋交季、六月之时。巳由天干丙火、戊土、庚金化合而成，午由天干丁火、己土化合而成，未由天干己土、丁火、乙木化合而成。

申酉戌属金，与秋季对应，粒子聚于西方。申为七月，酉八月，戌为秋冬交季、九月之时。申由天干庚金、壬水、戊土化合而成，酉由天干辛金化合而成，戌由天干戊土、辛金、丁火化合而成。

亥子丑属水，与冬季对应，粒子聚于北方。亥为十月，子十一月，丑为冬春交季、十二月之时。亥由天干壬水、甲木化合而成，子由天干癸水化合而成，丑由天干己土、癸水、辛金化合而成。

除了一年四季，十二地支还与十二个时辰相应，只是钟表调成了二十四小时制。

表二．天干地支有序排列组合而成的六十甲子表

甲子	乙丑	丙寅	丁卯	戊辰	己巳	庚午	辛未	壬申	癸酉
甲戌	乙亥	丙子	丁丑	戊寅	己卯	庚辰	辛巳	壬午	癸未
甲申	乙酉	丙戌	丁亥	戊子	己丑	庚寅	辛卯	壬辰	癸巳
甲午	乙未	丙申	丁酉	戊戌	己亥	庚子	辛丑	壬寅	癸卯
甲辰	乙巳	丙午	丁未	戊申	己酉	庚戌	辛亥	壬子	癸丑
甲寅	乙卯	丙辰	丁巳	戊午	己未	庚申	辛酉	壬戌	癸亥

表三．十二地支与人体对应表

十二地支	人体全息对应部位
亥	头脚肾囊、膀胱三焦胆
子	膀胱耳阴器、肾心包络足
丑	胞肚脾脚、脾肺心肾
寅	胆脉手腿、小肠肩背
卯	肝、手足四肢
辰	胃肋胸肺背项、皮膊
巳	咽齿尻肛肩项
午	头目肩项精神
未	脾腹、膈脊
申	膀胱、大肠、胃腹
酉	精血小肠肋、肺股皮肤
戌	腿踝命门、肺胃小肠

天干和地支又组成了人的四柱。四柱——年柱、月柱、日柱、时柱，简单理解是四个支柱。古人认为，大地是由东南西北四根大柱子支撑起来的，一个人的命运也由四根柱子支撑。所谓命运，在我理解，其实是人体生命节律，这种节律会通过您的身心状况表达出来，我把这种节律的方程式叫做人体生命方程，里面包含四个维度的因素，也就是四柱，四个时象信息。在出生之时，您吸入第一口气，您的生命就被启动了，这一口气在您身体里运转，它包括了八个部分，年、月、日、时又分了天干和地支，也就是我们常说的八字。

它是人体生命现象的根本基础。

这个内涵一般人没接触过，不太好理解，打个比方，天干就是化学里边元素周期表的元素，地支是它们组成的化合物，人体又由这些化合物通过复杂的变化化合而成。这是人体生命综合的最高表达。

田：这个生命方程的理念很有冲击力。也就是说，如果不能了解自己的生命方程，就不能了解您的生命动向，情志趋向，您就不知道如何去防灾、赶灾、灭灾。这样解释天干地支，宇宙能量，粒子冲和等等生命的本质很好理解。

陈：有人说生命就是"太虚"，从中医的理论来讲，人是一个小天地，他和大天地是息息相通的，生命的内和外也是全息的。一个人的命运，在他一落地的时候就定了，接天地之气之时，就设定了他的命运方程，决定了他的命运趋势。有人说人的天资，应该是在受精卵形成的时候初步定型的，为什么光看出生这一刻呢？因为这一刻的生命方程所揭示的是开放前提下的动态状况，包括前因，也就是父母对胎儿生命四柱的影响，以及后因，如上大运之后每十年一组的大局参数、每一年一变的流年参数。这个生命方程和西方生物学讲的基因的作用是一样的，生命四柱，又像四条链条，上边的粒子组合及排列顺序有各种各样的结构，人与人因此具有差异性。

田：回到每个人的生命历程里，饮食中所需要的东西就有所不同，心性、性格自然也就不同。

陈：对。这个是最重要的认识。万物都是由十天干和十二地支构成的。在不同的时间和空间环境中，天地间的粒子组合状况及其排列顺序是不同的，每个人出生的时点，对应一个四柱定位，对应一种生命趋势。

我的理解，生命方程是一个立体方程、空间方程，您看右边这幅图，是我画的"质速时空图"，它表现的是一个空间运动的图像，这个比平面的太极八卦图更能反映宇宙的本质和宇宙万物的形成过程。我们传统的平面八卦图，太精炼了，很多人入门的时候就被拦住了，我加的这个，比较容易认识。其实就道理本身而言和传统的是一样的，早在《黄帝内经》和《三命通会》里边就说了。《黄帝内经》里的《天元纪大论》都有讲的，如何把五运六气作用于人体。因为五运六气是解释宇宙自然的方法，人、树木、昆虫、鸟兽的生老病死，它都能说得清清楚楚。

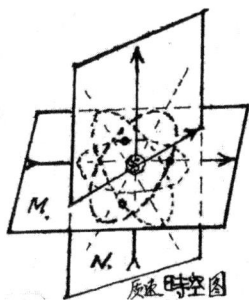

田：知道了自己的生命坐标，对命运也就有了清晰的认识。很多人漫漫人生路，上下求索，尚不能真正了解自己。喜欢吃的东西未必真正适合他，喜欢干的事情也未必是他的长项。所以在盲目中走向了生命的反面。

不过关于五运六气学说很有争议，还是有人以为它是迷信。

陈：不是迷信。人体生命方程这个说法，仅仅是把五运六气里边的理论，用于研究人体了。其实，《黄帝内经》中提到的《上经》、《下经》和《鬼谷子》那些书，说得更透彻，但可惜的是，很多理论失传了，现在的教科书拐来拐去的，长篇大论，很复杂，却说不清楚。现在学习中医的，都没有读过50年到56年那段时期的中医教科书，那时的教科书没有那么复杂，我是这么学起来的，就没有那么多条条框框。

78年以前，河南中医学院和广西中医学院的教材也可以，现在的中医药大学生，学的东西很难学以致用了。

田：说十二地支有点难懂，其实就是十二属相。来简单理解一下，各人的属相与生命的诸多信息有密切关联。比如属牛的人似乎都很"老黄牛精神"？

陈：也可以这样理解一下，不过就是粗浅了点。比如说我们属鸡的人，不可以多吃肉的，天性就是这样，我是喜欢吃青菜的，年轻的时候就是这样了。

田：生肖的本意是什么呢？

陈：我们现在说生肖，大家的第一反应都是出生的年份，其实一个人有四个生肖，也就是四柱里边的地支，分为年柱、月柱、日柱和时柱。这四个生肖之间有着牵制和影响力，用传统易理的话说，叫"冲和"，它们的综合作用，决定一个人的性格。比如说我的四柱，有鸡、有狗、有龙、有兔，要综合起来看，不可能光看年上的生肖，而且，四个生肖位置不同，结果又是不一样的，我的四柱，两冲两合，兔与鸡冲，狗与龙冲，但是呢，兔和狗合，龙和鸡。年月日时，它们是由天干地支组合来的，会相互作用的。

所谓天道，就是说自然界有一个涵盖万物的规律，事物的演变太多都在这种规律性之内，极少反常。但是，有的时候，打个比方，这个人是北方出生的，他如果到南方去，身体、际遇都会有所不同，大环境的改变会对您产生影响，甚至可以改变您的运势。一个人出生在哪个地方，就在哪个地方生活，这是他的道，他的运动轨道。环境变了，粒子间的冲和就变了。

田：的确，山水风物对人体的影响极其深远。一些癌症患者脱离了原有的环境，进入到一个新的环境，心境改变了，饮食习惯改变了，疾病也许就消失了。

陈：有一定作用，但也不能绝对化。打个比方，还有一个因素叫"大运"，男人出生于阳年和阴年是不同的，女人也是。阳年的男人向左转，顺时针，要顺推，阴年向右转，逆时针，要逆推；女人刚好相反，阳年出生的向右，要逆推，阴年向左，要顺推。转的方向不同，身体与运势天差地别。

　　我提出的这个生命坐标用的是四柱信息，算命先生用的也是四柱，但在根本上有不同，我所揭示的是本质，其中有对中医理论基础的实证，是要揭示时空坐标与基本粒子，以及人类基因链的客观关系，把天干地支与人体的脏腑、身体各个部位的全息关系有机地统一起来，然后把它运用在临床治疗中，很好啊！

　　比如看一个人小时候是否多病灾，还用不着看生命方程，就看他的耳朵，如果哪儿缺了一小块，小时候就会多灾多疾。您到医院看吧，小孩子得重症的，一般耳朵很薄，有缺陷。这个薄，可以上边薄，下边厚，也可以一下子很薄，凹了进去。

　　田：宇宙万物形成了一个大的时象坐标，是"一体之人"，人呢，跳不出三界外，就在五行中，与自然万物之间时刻有一种内在的对应性，是这个坐标体系中的一个小点，做着同样趋势的运动。而中草药是使者。健康路上的这些坎坷，有没有可能避开呢？

　　陈：要改变，比较艰难，但也不是绝对不可以改变的，有些人通过修心，通过知己，自己了解自己的生命方程，可以有所躲避、防范。

　　田：正所谓性格决定命运，这句话放在这里寓意就深远了。刚才咱们谈到了草药很重要。草药的力量，对于人的生命方程来说，是什么？

　　陈：很重要。我们一定要唤起民众对草药的重新认识和理解，这是最根本的认识，也是最重要的，那些人参啊，鹿茸啊，高级的东西，其实是次要的。

　　什么最重要？一个是五谷，一个是草药。"五谷为养"，真正大师级的人，懂得调理的人，体内很少有浊毒。过去吃不饱、穿不暖，多用一点人参可以，现在吃得太饱了，穿得太暖了就不行了！还有一个，精神消耗得太多，高兴得太过分了，他的心脏和肺部一定有损伤的，即使有一些寿命，也不容易健康地度过晚年。

52. 捕知生命和疾病的讯息

田： 了解了生命方程这个理念，一些具体的认识可以从中医的"望诊"来捕捉？

陈： 当然可以。客观捕知就是中医的望诊，看精气神，听声音。B 超、CT、心电图等检测显现出来的也只是图像，西医可以依据这些图像对病情做出判断，难道中医依据直观的形象对病情做出判断就应该被横加指责？世人可以相信机器，因为机器是有统一标准的，而不可以轻易相信人，因为人"善变"。一直以来，中医的所谓"不科学"就在于此。

田： 我倒觉得中医西医可以综合参考起来看。从某种角度来说，好多中医人不懂生命方程，只会看病，您有所置疑吗？

陈： 无须置疑，中医本来就分上工、中工和下工。《伤寒杂病论》中已讲到，上工望而知之，中工问而知之，下工脉而知之，都可以知病，都可以治病。就是程度不同了。

还有，这个生命方程是有一定的科学排式的，不排方程不可以乱说的。我的望诊，是对色、数、部位、气血和病理的综合判断，这个气血的改变可以通过望诊看出来，但这个命理，我们古人有自己的知识体系。

我们看古人对疾病的发展和走向乃至命运，应用最直接、最主干、最基本的原理把它还原，把它还原成十天干、十二地支、阴阳五行的粒子干涉，用病况去还原它们之间的相互作用。不是像西医那样，单方面去考虑细菌、病毒的作用，这些外邪，都要通过您身体的基本粒子起作用，基本粒子不同，您容易得的病也不同。

田： 得某一种疾病，取决他的命理？

陈： 不一定，重大的疾病，有取决于命理的，但更多是起于食伤、劳伤。生命方程决定的是一个大的趋势，苦乐也是通过粒子间的相互作用体现的。如果说生命方程决定了所有的疾病，这是错误的，至少是片面的。

53. 生命方程是生命的 GPS 系统

田: 用一句话概括：生命方程是您生命的 GPS 系统。

陈: 可以这样说。生命方程所揭示的是什么呢？它是一种基因序列，由宇宙中具有时间和空间性状的天干、地支这些基本团粒组成，它揭示了生命发展的动变、趋势，这些基本团粒的组成不同，他的为人处事，生活喜忌也不同。

还有一个，即便是同年同月同日生，同一个地方出生的男人和女人，他们的命运都不一样的，因为男女的旋转方向相反，那么，他们的人生必然也就不同。

田: 人、物并生于天地之间，肉体是天地的给予，心性是天地的灵性。简单地说，生命方程是对一个人生命状态的定位系统。通过它的演化，推算，来揭示人在某一阶段，某一形态下的生命状态。

陈: 所以我说，人要认准自己的坐标。这个坐标可以为您点亮人生灯塔。而学习中医，热爱中医，点发灵性，能造就最好的智慧。

田: 谈到生命方程，生命的 GPS 系统，也许会给人带来误解，以为可以知天命而放弃人生意义。其实不然，"若夫至仁，则天地为一身"，一个"仁"字尽显天地之道，仁就是一种"真识"，麻木不仁、不知痛痒则为不仁。说明修心养性对于人生来说最为重要。

陈: 每个人都有自己的生命方程，都有自己的基因序列，时空中的某些粒子，当它聚集的时候，可以对人体的基因产生扶助或造成破坏，根据他的生命方程，组成他生命粒子的运动趋势就要改变。

这些改变也有几方面的因素，比如做了亏心事就暗暗担心，心态一定会起变化的，惊恐、悲喜……是生命方程里的内因。打个比方，我接触过很多有神道的人，以及一些出家人，他们到我这边看病，什么病都有，癌症的也有。有一些人曾经骗财骗色，太过分了。他们的生命方程，很多都写在我的本子上，个别人后来死得很惨。不真正修心的话，这一切都会逝去很快的，这个修心很重要的。

另一个，外界的粒子，也就是外因，生命方程里悬浮着的信号，害怕一些外来的粒子，打个比方，您本来不应该吃这个的，别人叫您吃，吃了会"受伤"的，命运上就起了大的变化，平衡被打破了，这些都是外因。

还有一个，空间的粒子是有趋向性的。所以不同人的生命方程所喜欢的方位是不一样的。青、赤、黄、白、黑，五色粒子是有趋向性的。在我们生活的这个空间，按中医的观点，青色的粒子从东边进入肝里，在肝里聚集，赤色的粒子从南边进入心里，白色的粒子从西边进入到肺里，黑色的粒子从北边进入到肝里，黄色的粒子在中间，这五种颜色是求调和的。所以说，通过移居至东方或西方，使起卧时头面朝向南或北，可以帮助生命基因方程之动变趋势转向有利于得心应手、健康长寿的方向。

每个人身体的各个脏器吸取颜色的能力是不同的，所以科学地说尊重、热爱生命，不是单纯的理念，或者吃什么补什么，还须了解时空环境、景致布局、色素、气味等因素对自我生理、病理影响的利弊，这也叫趋吉避凶。

田：前提还是要了解自己，才会真正地关心自己。

54. 男人该穿四角裤，女人不该戴胸罩

陈：真正了解和关心自己的人不多。因为缺少真正的智慧，况且人云亦云，盲目跟风时尚。比如说穿衣服，即便是养小孩子，这个吊带、开裆的裤子最好。小孩的小鸟，都喜欢凉的，怕热的。很早就有这个拉链是要命的，一定要通风，才不容易留热、生热。

在人体所有的器官当中，唯有男人的睾丸是在外面悬挂着的，它喜欢低温。可现在呢，穿紧身裤，还有桑拿房、酒精，都是热性的，这些都会影响精子。温度高了，他的精子质量很差，很少。如果老是这样绑着，胯位就会汗泄受阻，往往容易引起阴毒发生，奇痒无比，令人尴尬。所以啊，发给解放军穿的内裤不是三角的，而是四角宽松的，利于通风透气，可以减少下部湿疹的发生。

我们古代的人生育力很强的，为什么？他不要内裤的，外裤也是宽松的。对于男人来说，这样很好。

现在的女人呢，乳房绑得太紧，很辛苦的。这个乳房是个发射台，是放电的，人体凸显的地方，身体的电荷一定都聚在这里，电波一定很集中、有规律，一绑，电波就乱了。

女人发射的电波特别强，所以女人有第六感观、有特异功能的人很多。

女性都不应该戴那种很紧的乳罩。自然发射很轻松的。古代的女人就不戴，所以她那里不会病的。

田：女性乳房发病率高，您认为跟戴乳罩有关？

陈：对，至少是其中一个原因。这边戴得紧，长期不松，乳头如果凹下去了，乳癌的发病率会特别高。不单这个，女孩子出生之后，在她发育之前，如果她的乳头不突起，是凹下去的，我们方言叫"瞎眼奶头"，这样的乳房发病率最高，80%的孩子长大了都会有问题。所以，小的时候，如果发现女孩子有这个问题，

母亲一定要检查检查，提一提，对她的乳房、将来的哺乳都会有好处的。另一个，瞎眼奶头的女孩，她的卵巢功能一定不太好。

乳房和卵巢都对应体内的肝、肺、肾，如果乳房堵住了，她的输卵管也容易堵住、充血。输卵管是伞形的，卵子从伞头进入，向着伞柄方向运动，伞柄连接着子宫，卵子最后就到了子宫里。如果堵住了，卵子就过不去。

堵住了，西医用通水的方法进行治疗，通过子宫往输卵管灌注消炎药液，但是，这解决不了根本问题。因为通水属于逆向刺激，所以大多数适得其反，不仅过程很辛苦，痛得要命，而且，容易引起输卵管伞端胀，激发滞性伤害，往往还会招致乳房胀痛或病情加重。要预防输卵管不堵，这个乳头一定不能凹陷，正常0.8~1.2厘米左右的长度最佳，哺奶期间可以长一点。

田：提倡女性不要戴乳罩，以利于身心健康。估计响应的人不会多。

55. 癌症是小毛病失治、误治

田：您怎样认识癌症？

陈：现在的癌症，我认为很多是后天形成的浊毒，不是命中注定的疾病。我们古代，对癌症怎么认识的？称它为癥（zhēng）瘕（jiǎ）积聚。

这个“聚”，是可以散的，它是身体里的气堆聚在了一起，身体里边哪儿弱了，或者周围的经络哪儿堵上了，人体的正气就不密实了。这就像在体内形成一块空地，邪气就会在这里聚集，就像吹气球一样，越来越大，一开始还没有定形，还只是气聚，只要周围的通道畅通好，这些气还是容易散的。如果“聚”成了形，就变成“癥积”，此时要散，就比较艰难了。

"癥"，是有形的一个积聚物，而且有固定的形状。这个"瘕"，虽然有形，但揉一揉，是会消失的。

过去古人没有癌症这个概念，就是说"积、聚、癥、瘕"，它们是一个过程中不同阶段的状态。古人对这一毒聚过程的病程有着深刻的认识，从一系列命名的汉字就可以看出：瘤、岩、癌、痈……以癌为例，癌字里，品字和山字的上下组合，意在告诉人们，患有这类疾病的患者，他体内的器官组织之中，至少已经是有三个方面受到了病邪伤害，这多方面的因素之创伤所造成的体内积毒，已经堆积如山了！

其实很多疾病都是这样一步步发展来的。打个比方，鼻孔出血了，紧急止血，止了之后，没过多久，长出鼻息肉了，您用激光打它，它里边一个点变成了多个，就变成鼻咽癌。本来只是微细血管的伞端破裂，微细血管的末端像伞一样的，它一破裂出血，血流交接失常，反复受阻而瘀聚，就容易长息肉，您用激光打压，附近都受损了，因此就长出了好几个，扩散了，那就麻烦了，它就可以成癌了。

田：癌，真是人类的天敌了，尽管也有医家在研究或者说能够治愈，但是，远远没有那么容易和简单。这个癌症集合了肉体与心理，外环境与内环境，乃至生活各个方面的太多因素，很难一一扑捉。对于医生来说，对患者的了解，患者对疾病的理解与认知，双方的配合等等，这些都是不可或缺的。

陈：对于"癥瘕积聚"，《黄帝内经》里边讲了不少的原理和方法，我们中医是有可能把它治疗掉的，但它比一般的疾病复杂得多，阴阳虚实兼有。一般来说，气虚的破溃处是陷下去的；阳性的是过剩的、急速发展的，是突出来的。但是癌症一般都是综合的，溃疡有的是陷下去的，有的是突出来的，没有单一的癌症，也没有仅仅阴虚或阳虚的，都是综合的。所以您在用药的时候，不能仅用温热药或者寒凉药，那个短期用可以，但化解癥瘕积聚的时间一定很长，一定要综合地用药才行。

因为癌症往往比较复杂，来我这儿治疗的癌症晚期患者，我只能承诺"减轻痛苦，延长寿命，争取康复"。

有的癌症患者确实是由中医治好了。但那不是真正意义上的癌症，是聚，癥瘕积聚中的"聚"，是一种瘕聚，真的癌症，到了晚期，说治好，很多是骗人的！只能说是暂时的症状消失。

特别是到了晚期的，病入膏肓……因为人们对癌症越来越恐惧，同时西药的治疗带来副伤害，治疗之后几乎痛苦得要死掉，所以一听是这个病，思想首先就崩溃了，身体也就崩溃了。

另一个，人们对癌症的认识和要求，不符合实际。本来癌症不可能一下子好的，他总想一下子变好，所以他不积极地一步一步向前走，他总是感到不满意，总是要求快一点好，这个不现实。

还有一个，他们不愿意适当地坚持忌口，治疗得稍微好一点，他总希望吃好，总是想补好，补了以后身体的恶性反应很快起来。病情一反复他的心理就全面崩溃了。

田：癌症患者之所以要忌口，是因为这些东西对他的身体造成的负担太重。所以优秀的中医治"精神"为第一要务，境由心生。心神乱了才会导致机体的生化紊乱、传导受阻。

陈：这个"神"是什么呢？是一个人的灵魂，身体只是他的宫殿。这个"神"有超凡的能力，是对自然伟力、场能现象，人类能动、生化状况，点线面体与天地间所具有的十大基本粒子的组合现象，高深莫测之变化的总誉。

田：您也反对西医对抗性治疗。

陈：在对抗性治疗的过程中，要促进自身的排解才行，不排解不可取。不管您用放射还是用激光，把它杀死了，您也得把杀死的细胞、组织排出去，不排出去就是错误的，它还留在那里，不仅气血循环受阻，反而使更多正常的细胞变成了癌细胞，还容易扩散。

有些西药对人体气血的摧残不仅急剧，而且药物导致的残毒是很难排解出去的，比如说放疗、化疗将癌细胞杀死之后，头发紧跟着大量脱落，同时引发纳呆嗳呃等。凡是到我这里看病的，我都要让他们停止用这些化疗药，这些药很难排出去，反而成了一种药毒，积聚在体内，使原本脆弱的气血变得更加不堪一击。我在化排这些癥瘕积聚之前，还常常先要费功夫把这些药毒排掉，否则，它会影响中药的吸收。

56. 病入膏肓看小肠和人中

田：您有研究古人治疗癌症的思路和方法？

陈：古代就可以截肢，做手术了。《黄帝内经》有讲，对于肢端脚趾等部位出现黑色的坏死之病变时，最好迅速施行截除手术，黑腐病啊，坏死了，这些一定属于癌症的范畴。不截除的话，坏死的病毒就会沿着血脉和骨髓传到肺肾和小肠，引起尿毒症和败血症，这时就"病入膏肓"了。

小肠及肾内膜一旦坏掉了，吸收功能就丧失了，人就绝对不可救了，就病入膏肓了。病入膏肓，这个"肓"，实际上是对心、肾、小肠等器官组织之内膜和小肠外面散精的组织的命名。

这个肓包括肾的内膜，白白的，有皱纹，是很难再生的。病入膏肓时，肾的内膜也一定糜烂了。

所以内膜上边传输气血精微的道路，已经毁坏了，不可逆转了。这就叫做病入膏肓。

田：从这个角度想，此时对小肠的保护岂不是更重要？

陈：最重要的是保护小肠，胰腺、肝、胆和脾这些消化器官都是辅助小肠的，如果小肠腐烂了，根本就没法吸收营养，食物进去，还会导致肠道的进一步腐烂，怎么维持生命？打个比方，我短期内输入血液，生命可以维持，因为血液里边有很多营养，但它唯独少了一样——清气。这个清气，是在胃肠的消化过程中产生的，它可以养肺啊。营养物质在胃里边滚动的时候，有清气可以送到胸腔和肺的，这个东西，血里边也有，通过深呼吸，还可以适当补充。然而，要想促使小肠内绒毛状内膜的再生，并不是那么容易的，所以说病入膏肓是难以扭转的。

我的观点就是这样，小肠是最重要的。

从中华易学的角度来看，也是小肠最重要啊。在相学中，人中这个部位和寿命的关系很大，如果人中很明显，身体就好，而且它是可以重塑的。如果随着年纪渐长，人中越来越下垂，"小鸟萝卜嘴"，像小鸟的嘴，尖尖下来的，理论上这个人一定长寿。如果越来越短缩，就不可能长寿。从中医的角度来理解它的深层意思，其实是因为人中对应脾肠，脾对应于己土，小肠对应丙火，"病"字内突出一个"丙"火，其内涵是非常丰富的。因此，脾肠好，人中就清晰、深刻、明显，病入膏肓了，人中一定是萎缩的。

57. 从养花中学到养命大法

田：我听说您很会养花。被人扔掉的、几乎枯死的花木您都可以养活。

陈：不是为了养花，是一个有趣的实验，您也可以做。它和我们如何健康长寿有关。

我在居民倒垃圾的地方，曾经拣取几盆几株病弱、枯萎的花木，分别把花木的根、茎、叶用清洁的冷水清洗。仔细观察其根系与叶子的对应状况，凡叶脉下垂、枯萎、卷曲、皱缩的花，根须一定也是枯黑的样子了，更没有新生的嫩白须根，甚至已有因腐败而呈空壳状的根系了。

就是这样了，我呢，把已经腐败和过长过密的根须进行修剪，并将老叶各剪去其半，这样，既可以减少植物水分的蒸发，又可以促使老叶中所藏的养分下输于根系部位，促使其生长出能够吸收养分的新根须。

再次清洗后，将花株栽种于全沙质的花盆，使之处于瘦瘠的、缺少肥力、疏松、透气性好的环境中，并浇清水几次。日间给予黑色带孔的透气之薄膜遮蔽，避免强光照射，傍晚薄浇清水后，夜间让其露天。

如此处理约十天半月之后，原来呈枯萎的枝梢，则有可能逐步表现向上及向外的舒展之势。约一个月之后，有些枝梢可见嫩绿生发，此时该花株的地下之根系会有对应的新根须长出。

人体内的小肠、大肠，以及其内所附生的绒毛状体及其外牵系的油网膜样体，恰似花株之根系。当胃肠功能遭受破坏，运化传送功能萎靡不振时，这类疾病患者，都应该遵从食饮清淡这一原则，才有利于肺卫及肠道功能不再受苦受累，才能促成后天之本逐步趋于康健。这就是戒口食饮的道理。

田：养花真是可以等同于养人。拥有这样的理念，人完全可以活一百多岁吧。

陈：现代人不可能了。都在自我折磨啊，整天都在动脑筋，没法把心放平缓。心跳越快，细胞原子钟的振动越快，它的分裂也越快，就很快衰败了，乌龟心跳很慢，它就长寿。

原子钟，最初本来是物理学家创造出来用于探索宇宙本质的，原子共振时会发出电磁波，振动的周期高度精确，打个比方，铯133 的共振频率为每秒9192631770 周，它常常用来精确计算时间，1967 年时，其精度可以达到每10万年才误差 1 秒，所以它们常常用于全球的导航系统，为航海、宇宙航行提供了强有力的保障。不同原子，其原子钟的共振频率是不同的，不同生物，它的时间过得也不一样，人和蚂蚁相比，衰老得慢，和乌龟比就快许多。

田： 我觉得人的寿命，除了跟心跳有关系，也和一个人发育的情况有关系。早熟就意味早衰。我挺好奇，有排过您自己的生命方程吗？

陈： 我也排自己的啊。除了看生命方程，其实还有生活里一些细节，可以说是一些征兆，能给我们一些提醒的。

我们常说"好事成双"，也常说坏事总是接二连三，但是，终归还有那么几句话，"物极必反"，"塞翁失马，焉知非福"，所以我们民族崇尚中庸之道，好事不让它走到极致，坏事也不至于把您害死。

但治病之法却相反，您一定要让病走到尽头，就像皮肤出了毛病，您要把它出透，女人的经带有了问题，您一定要帮她们把该排的排干净。只是不同的中医，方法不同，有的用泻解法，有的用调补法，但目的只有一个，把这些影响您身体健康的微粒隔绝到您的身体之外，不论它是风、还是寒，或是痰与湿……最忌讳的，莫过于用药把它们压制在体内，甚至还制造了一些排不出体外的药毒，加重了身体的负担。

田： 动物的叫声也蕴含着信息，"近水知鱼性，近山识鸟音"，人和动物之间，有着一种生物共通的情感、情绪。身体有好多的细微信号，被我们忽略了。

陈： 传记和史料会告诉您，牛顿、爱因斯坦和钱学森等科学巨匠，他们进入"五十而知天命"的年龄之后，都对这些事情产生了兴趣，甚至相信这些有违于近代科学的客观现象。因为他们知晓：任何客观存在，纵然是偶然发生的，都必然具有其合理的因素，所以他们不作否定。这才是睿智之胸怀。

58. 送给女人的养颜方

陈：对于化妆品，依我的观点，最好不要用。您不如早上起来，以自己的手掌，相对着相互搓热，用这带有热电的指掌去揉擦自己的脸面，然后用大拇指和食指去捉捻自己的耳珠，这样擦个三五遍，每天坚持擦脸捻耳珠，耳珠子可以下垂长一点，这很重要，即便是本来耳珠子长得不好的人，经过揉擦，会大大圆圆地下垂，这样修炼会更好，能促使脸面健美。

五官对应五脏，我们每天醒来给五官一些按揉，其实是在和五脏打声招呼，提提精神。特别是中央这个鼻子。怎么按呢，鼻梁不是长得弯弯的嘛，您要用双手中指去搓鼻梁，很有好处的，这个功法很重要的，把手放在太阳穴上，调这个功，我把它提炼了，全身的升降开合，都在这里。

还有一个更高级的功法，是这样做的。打屁股的那个手势，头也要转的，肩要转的，这个穿着睡衣做，很柔美的。越轻松越好，微笑着，穿着睡衣做，越宽松的衣服越好。让腿脚左右呈一弓一箭之势作轮换，使刚柔璧合，妙趣无穷。不要做得太急，呼吸太紧张就不好了。

病重的人做不了这个，您叫他摆一摆也有好处，肺心病、糖尿病很重的人，可以把双手放在腹部前方，来回左右微摆。

另外，早上起来，深呼吸，腹部呼吸就行。呼吸呼吸，先呼后吸，先把身体里的浊气呼掉，吐出体外，腹部随着呼凹了下去；再吸气，慢慢地吸气，腹部随之微微膨大，气下到丹田，也就是肚脐以下三寸的位置，再稍稍停一会儿，让气运行到全身，运送到毛细血管的末端，让气在这里充分氧化营养物质，让它变成我们能够充分利用的血液，这个血是带气的，也是最滋养肌肤的。

每上早上醒来，在床上练就行，不用站起来练，练了之后会放屁的，放了屁，浊气就从下边走了，就不会逆上来侵害胸肺累及皮肤。

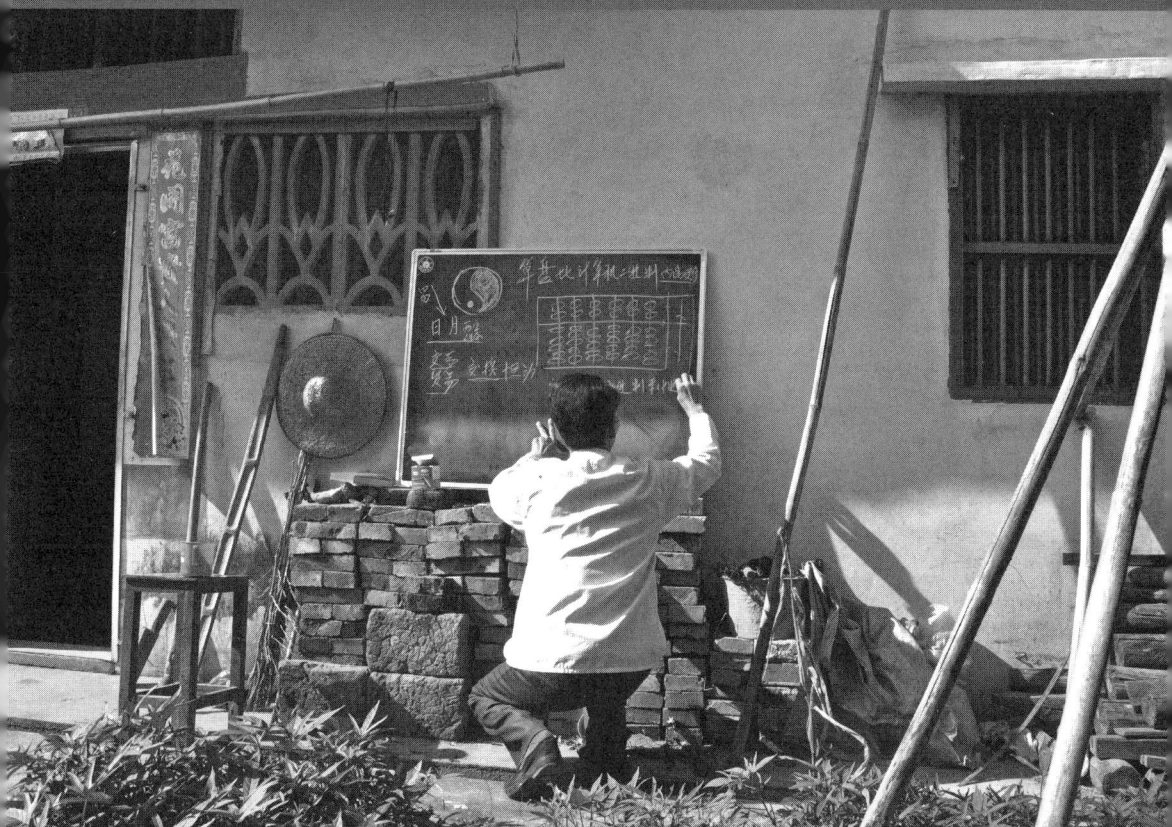

第六章

高级理论——献给中医发烧友

投在海面上的一颗小石子，它会生起一片波澜，波澜可能和其他波纹一起，形成一个更大的水波，甚至是一片大浪，也有可能被其他波纹吞噬，消失在大海中……

　　人呱呱坠地的那一刻，就像这块小石子在宇宙间惊起的一片波澜，波澜的原点，便是你的原点，也是你的起始点。你从出生那一刻起，就感受到了每昼夜海水涨起潮落的涌动，它会引领你朝着一个方向前行，漂流，你在漂流的过程之中，会遇到更多的波澜，它们可能给你带来新的动力，也可能为你带来一些阻力，这种动力和阻力，没有好坏之分，关键还在于你自己。

　　如果你是一团激流，你会欣喜于克制你的那股力量，它让你不至于走偏，走向那无尽的深渊，在那无尽的深渊里等待着你的，只能是一场更大的灾难。如果你是绢绢细流，一个小小的波浪，那么，寻找那些呵护你的人，呵护你的物，他们是你躲避风浪的港湾。所以，人在茫茫的宇宙之间，既有"天"注定的成分，也有人们对遇到的新人、新鲜事的那一份态度，正是这两者的结合，生成了五彩斑斓的世界。

59. 什么是你的出身原点

陈： 在生命方程之外，人还要受外界气运的影响，因为组成人体的粒子是运动的，而且，这个运动的方向，不是死的，而是跟随着地球大势的运动。在大自然中，无论您在哪一个区间，总有那么一个天干地支组合的时间与空间，即所处的环境条件等因素在影响着您。

田： 比如说一个人的心肺功能不好，他又恰恰到了北方……

陈： 天天都在冲，就不好。但前提还得看这个人的生命方程，生命方程反映天地的粒子在人身上的组合关系，这是基本的，然后才能和外界时象参照看。

人体之所以可以察外而知内，就是因为组成人体内外的物质都可以还原为基本粒子，它们的运动方式和粒子间的相互影响具有一定的规律性，常常一荣俱荣，一损俱损，这也是"全息"的根本原理之一。也是古人最伟大的地方。

月柱代表什么？代表地球上的十二个月。它的实质是什么？是地球一年十二月的运行规律，所以地球的运转方向和太阳的角度都有影响，和西方所说的十二星座有些类似，却又不太一样。

田： 如果说整个大自然是一个大的坐标系，人只是这个坐标系上的一个小点，古人，他想搞清楚这个点的运动规律，以捕捉其吉凶祸福，其生命的运行规律等，在没有现代科学，没有像 GPS 定位系统，显微镜，现代技术的条件下，怎么办？他们去观察，对自然，对节气，对太阳运转规律的变化进行观察，建立了天干地支的网络系统，这是一个时间、空间交加的网络系统。从思想上来说，是超前的，从科技上来说，是落后的。但是，在这个时间和空间的网络系统之中，它给每一个人以定位，从而判定他的运动方向，判别他的祸福吉凶。

现代的 GPS 定位系统却做不到这一点，在 GPS 上，每一个点都是孤立的个体，它的运动方向是不确定的，它们也不是像十天干那样最基本的粒子，GPS 表面上通过地球上这个经纬网络，给某一个物体以定位，却定位不了人的命运，因为生命的问题更为复杂。

陈：古人早就用了经纬度的，一个人处于哪个时空环境，就要用当地的子午线才行，他的时间，也要以当地的子午线为标准。

打个比方，一对夫妻是中国人，妻子怀了孕，他们出去旅游，到了美国，和家里刚好差了13个小时，我们这边是晚上12点，他们那边还是前一天早上的11点呢，结果孩子在美国出生了，打个电话回来，奶奶高兴啊，就在家里翻老黄历，算算他的生辰。怎么算？打个比方，如果现在是北京时间2010年11月9日0时1分，老黄历里写的是"庚寅年 丁亥月 癸亥日 壬子时"，那您的八字是不是就是这个呢？不是。应该按美国的时间算，减去13个小时，2010年11月8日11时1分，那他的生辰就是"庚寅年 丁亥月 壬戌日 丙午时"。日柱和时柱全变了，他就是两种生命的运行轨道了。

田：子午线的观念很重要，这是一个时间观念，比如说现在我们所应用的时间，它是"北京时间"，只适用于和北京同一时区的地方。您所说的古人早已懂得用当地的子午线了，那时是怎么确定的时间？

陈：本地子午线，很简单，立竿嘛，在平地上立一枝竹竿，太阳一照，它就在地上投下影子，太阳走，影子跟着变位置、变长短。定时间，关键是定午时，中午12点，这是太阳升到最高点的地方，竹竿的影子最短，测出连续两天的午时，它们的"中点"，就是子时，这样，一天就分成了十二个时辰，您再把通过这个方法确立的时辰套入到生命方程之中。

五行生克示意图

相生关系 ——→　　　相克关系 ----→

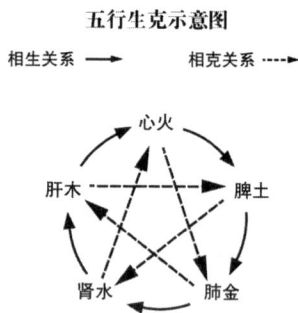

知道了四柱八字，确定了生命方程，组成您的粒子成分也就确立了，然后就能通过"相生相克"关系原理了解到哪些是对您有利的粒子，哪些粒子又对您不利。

宇宙是至为复杂的开放性巨系统，而人体是巨系统中的小系统嘛，任何的外界的、人体内的气的变化，都会对这个小系统产生影响。但是，这要分清属性的嘛，有些是相加关系，有些是相减的，并不是相加的就都好，一辆车跑得飞快，您再加速，很容易出车祸的，那些克制您的力量这时候就对您有利；如果您本来动力就不足，克制您的力量就对您不利了，反而是那些扶持、帮助您的力量，能够保护您免受伤害。

当然，一个人不可能一辈子都飞快，总有弱的时候，所以，什么时候扶持、帮助您的力量到来，什么时候克制您的力量到来，这个时机很重要，机不可失，时不再来嘛。

田：混沌学里有一个经典的案例，一只生活在南美洲亚马逊热带雨林的蝴蝶，偶尔扇了几下翅膀，可能在两周之后，在北半球的美国，引发一场龙卷风。这个案例之所以会成为经典案例，原因有三：一，在小蝴蝶和大龙卷风间建立起了联系，一个美丽动人，看似无心之过地扇了几下翅膀，而引发了巨大龙卷风，龙卷风那种吞噬一切的画面一下就展现在了我们的脑海之中；二，空间上，相差了十万八千里；三，时间上，相差了两个星期。正是将两种看似不可能的事件联系了起来，才会引发学界的轩然大波。

陈：其实古人早就意识到了事物之间这种看似不可能的联系，古人把其称为变，变数变数，变中是有数的，它不是马上发生的，就像蝴蝶效应一样，可以隔开一段时间，它不是以一变一的，1=1 的关系，而是呈现数量级关系，小小的扇动翅膀的气，会产生龙卷风级的破坏力。而且，这些后果发生的时间、发生的数量是可推的。

打个比方，如果说一棵树上新长了一片树叶，能推断出它将在某年某月某日某时某刻以多少秒的时间掉落在地上，是旋转着飘了下来还是直接砸了下来，您相信吗？古人就有这个功力，他们抓住的，便是这片叶子的生辰八字，它里边包含的，是组成这片叶子的粒子及粒子间相互影响的讯息。

反过来说，蝴蝶扇动翅膀那一下生的"气"，如果真的引发了龙卷风，这股气便是有生命力的，它在流浪过程中，会经历许多风风雨雨，也许另一只蝴蝶也扇了一下，融入到了它的生命力，又或许是汽车屁股冒出的尾气，或许有人吐了一小口痰，这些看似风马牛不相及的事情，都影响着它的生命，会影响它的航向，使它变大缩小，变急或变得迟缓，到了美国，积蓄了足够的力量，足以掀起一场台风，或者划出一道道彩虹。

60. "人体生命方程"案例分析

1999 年 7 月 8 日至 2011 年医案。

黎某，女，教师，1970 年 11 月 25 日，早晨五点左右出生。

夏历庚戌年，十月二十七日，寅卯相兼时。

生命方程是：阳年生女，大运逆推。立命辰宫。

年柱	月柱	日柱	时柱
庚（大肠脐）	丁（心血舌）	己（脾腹）	丙（丁）（小肠气血）
戌（戊辛丁）	亥（壬甲）	酉（辛）	寅（卯）
命门足腿踝	头脚肾囊	精血小肠肋	胆脉四肢
胃肋肺心血舌	膀胱三焦胆	肺股皮肤	手腿肝指

大运排列是：十月初十立秋，六岁少四个月交大运。怎么算的呢，二十七日

递至立秋节，共计 17 天；三天为一岁。（27 − 10）÷3=5 余 2，此为推算上大运的计算公式，示意其人五岁加八个月起上大运，此后每十年一推移。

6 丙　　16 乙　　26 甲　　36 癸　　46 壬

16 戊　　26 酉　　36 申　　46 未　　56 午……

生命方程分析

此命造为受气之土，脾肺肾血脉之疾信息甚为明显。1998 年至 1999 年戊寅、己卯年间，身主受克，大岁冲运，因尿浊便秘，经行不畅引起发热住某医院。发热难除，后经广州医院确诊为血液系统恶疾（红斑狼疮症），接受激素治疗后，引起头面虚肿，喘逆作呕，四肢指掌紫肿欲溃烂时刻，反思后求治于本人诊所，明显好转返校教书两年多时间后，由于一言难尽的因素，出现两次因反复而恶化的景况，柱中信息与病况对应明显，时也、运也。时至 2007 年 9 月遵嘱再次返校教书，但愿她能够在反思中有所醒悟，重建信心。

面诊记录

首次出诊医院病房（1999.7.8 下午）——

患者头面虚湿，声音细弱嘶哑，两颧腮有赤褐彩斑疹，内藏赤砂样疹毒点；
上唇及右口角下方皆有疹毒，局部结痂渗血；
双手及下肢密布麻疹样疮毒。
二便阻闭，腹中饱气，时作阵热恶寒，关节酸痛严重。
舌平伸，质淡滞，尖收样，舌中位凸起边侧胖，苔呈浊腐干样。
患者住院之前的月经期间头晕发热，是由于脾虚肠滞、伏湿蕴火、浊毒所致的血虚合湿阻之发热。门诊反复使用散解药及抗生素对抗治疗，既耗气伤阴，又给肺肾构成残毒滞留于内的副伤害。

"舌尖收紧及浊干"，示意患者体内尿酸偏高，可引起类风湿，阴虚脏燥，有结肠炎或便秘。

"舌体中间凸起"的人，无疑是口干作饥的表现；由于肠道内之废秽未曾及时排出体外，因此表现为腹中作饥却又不能多纳。阴虚湿阻而致的伏湿及蕴火，是构成阵热恶寒的重要缘由。

"上唇内起疹毒"，对应脾为湿困，内有伏湿浊毒，小肠内一定有类似于"猪丹毒"样红赤点或疱疹。

"头面虚湿及彩斑疹毒"，对应于胸肺及肝脾受侮于浊毒，下肢疹毒主要责之膀胱、大肠及脾肾。

本案例方药

治疗原则：标本兼顾，泄伏湿、解浊毒、益气阴、清血脉、和营卫。

◆ 首诊方药：

石膏 30g、六神曲 10g、生地 30g、香附 12g，

川黄连 6g、白头翁 12g、地骨皮 12g、前胡 12g，

大黄 12g（后下）、牛膝 12g、田七 10g、侧柏叶 12g，

旱莲草 15g、黄芪 15g、鱼腥草 15g、白花蛇舌草 15g 等。

×2 剂

方解：

经验表明，石膏、六神曲、生地、香附四味组合，对舌尖呈收紧样、舌体中凸而又浊干者之发热或牙痛等具有良好的化解作用；

川黄连、白头翁、地骨皮、前胡的组合对小肠有伏湿蕴火及肺胸虚焦所致的反复性发热，具有良好的标本兼治之功效；

大黄、牛膝的组合，能有效泄排肝肺及血液中的浊毒；

田七、侧柏叶的组合，能有效化解肺络及肌肤中的痰脂浊毒，关节酸痛等；

旱莲草、黄芪、白花蛇舌草、鱼腥草的组合能有效扶正祛邪，排解三焦网膜及尿液中的浊毒；若酌加郁金、合欢皮则可有效除烦。

叮嘱戒口、中药煎熬及服饮须知：

食饮短期以稀粥为宜，切忌含高异蛋白质类食饮品，冷甜滞腻及壅塞胃肠之食物。

重症患者服中药宜将每次所煎的 300~500 毫升之药汁分为 3~5 次服饮；每隔 20 分钟或半小时服 100~120 毫升。如果能够在停止静脉滴注的情况下服完中药的头煎或第二煎，则可以达到预期疗效——随着小便量转多，大便中有泡积样腐臭物排出体外，发热及口唇咽干都会逐步降解。

如果能够达到上述疗效，则患者应该及早停止具有误本之嫌的各种药物，并早日出院，有利于康复。

◆ 第二次出诊（1999.7.9 下午）——

其丈夫到本所讲述：服昨天出诊方药后达到预期疗效，不仅体温下降 1℃ ~2℃，而且有经带下排，腹痛明显减轻，精神状况好转。正在办理出院手续。由于患者仍有恶风恶水的感觉，因此处方以上方加防风 10g、鬼羽箭 12g，二剂。

7 月 10 日中午其夫前来讲述：因服药过急致发热之势有轻度反弹，腰腹胀痛则伴随二便解排及恶血下行而进一步减轻，四肢仍胀麻，齿衄有时仍作。叮嘱其继续服药，且勿恐惧。

7 月 11 日夜间，介绍此患者到本所求诊之人前来讲述相关情况，告知患者已于今天中午起程到广州南方医院进行检查治疗。1999 年 7 月 31 日，患者重新返回本所要求中药调治。

◆ 三诊（7.31）——

主诉服 7 月 10 日所给方药后，精神体力、胃纳及睡眠都进一步好转。因应广州公安系统工作之兄弟的要求，7 月 12 日前往广州南方医院中西医结合科作检查及治疗。西医诊断为系统性红斑狼疮，中医则诊断为血湿，由罗教授及黄博士为主治。返回时患者头面虚湿，四肢疹疮转变为外加癣样斑圈，腰腿困痛，指掌胀麻，牙衄明显，头晕目眩，饱气嗳呃，阵热恶寒。

方药：

大黄 10g、全当归 20g、麦芽 12g、蒲公英 12g，
侧柏叶 10g、牛膝 12g、丝瓜络 10g、鱼腥草 15g，
藿香 12g、生地 30g、黄芪 20g、白花蛇舌草 20g，鬼羽箭 12g。
×3 剂

◆ 四诊（8.3）——

发热已不明显，恶水解除，仍恶风扇（肺虚表不固），口干作渴。

方药：

狼毒 15g、白鲜皮 12g、白芍 20g、桑枝 12g，
当归 20g、大黄 10g、车前子 10g、牛膝 10g，
藿香 12g、生地 30g、麦芽 12g、蒲公英 15g，
白花蛇舌草 20g、黄芪 20g、侧柏叶 12g、白茅根 15g。
×3 剂

◆ 五诊（8.7）——

交来住南方医院"1999.7.12~7.28"出院证明——

西医诊断：1、系统性红斑狼疮合并感染；2、类风湿性关节炎。

中医诊断：发热、伏暑、热痹。

带　药：强的松、生保灵、舒宫宁等。

头面虚湿开始消退，四肢关节酸痛有所减轻，牙衄已不明显，手肘指掌部位之狼疮局部起焦痂，精神好转。

方药：

麦芽 12g、蒲公英 15g、大黄 12g、全当归 20g，

双芍药（赤芍和白芍）各 12g、桑枝 12g、藿香 12g、生地 30g，

田七 10g、牛膝 12g、白花蛇舌草 20g、黄芪 20g，

白鲜皮 12g、狼毒 15g。

×3 剂

此后一年多时间里，经过每隔三天、五天或十天依据"有是证用是药"的调治，诸症基本解除。2001 年春节后患者遵嘱返校上课，以利于康复。

2002 年暑假期间前往广州复查，回来后不幸又出现缠腰火疗。经本所 3 至 4 个月左右调治，使缠腰火疗解除后重新返校上课。

2004~2005 年，其右腿被严重烫伤，引起肿痛溃烂令人担忧。经过半年时间的连续调治，可喜又获得康复，没有疤痕遗留（病例照片可资证），再次返校工作。

2007 年 12 月上旬，摩托车搭载女儿来本所求诊的路上，由于路旁沙堆引起扑跌，导致右脚盘及踝骨撕裂。严重紫肿欲溃的约一个月时间，皆由其夫背负患者到本所求诊。其多灾多难，令人心酸！经过整整三个月时间的纯中药调治，可喜又奇迹般得以康复，再次建议返校上课。

至 2011 年春节后，患者仍坚持到学校教学或勤务。

我们究竟在害怕什么

地震—海啸—核泄漏，一个小小岛国的一场 9.0 级地震，却引发了全球的抢购热潮，辐射云最先飘向了美国和加拿大，46 美元一包的碘片，疯长到了 540 美元。马来西亚、菲律宾、韩国、泰国等亚洲国家也纷纷加入了抢购的队伍，俄罗斯的一些民众，甚至买好了机票，随时准备逃离……最可爱的还是我们中国人，一农家老汉从超市里顺利抢着一袋碘盐扛在身上时，犹如一凯旋的将军，脸上露出了宽心的微笑，没抢着海带、紫菜、碘盐的人们，都纷纷把目光转向一切咸的东西，货架上的咸菜、酱油一扫而空，显然，许多人并不真正明白核泄漏到底是什么，到底意味着什么。

人类在这些突发性公共卫生事件面前，往往变得十分渺小，非常脆弱，2002年的非典让恐慌的人们抢购板蓝根、抢购食用酸醋。2009 年甲流到来，感冒药和抗病毒药物也被一扫而空……或许是死亡的威胁激发了人的求生本能，答案是：我们天生害怕死亡！

"毒"生活曝光史

2004 年，"大头娃娃"事件曝光，安徽阜阳一家奶粉厂生产的劣质奶粉，致使 13 名婴儿死亡，200 名婴儿严重营养不良，拉开了另一场战争——食品安全战争的序幕。

随后，媒体加大了食品安全的曝光力度，中央台还专门开了一个栏目《每周质量报告》，定期发布产品的质量信息。越来越多的重大"毒"事件被揭露出来：

2004 年 2 月，散装白酒中毒死亡事件；

2005 年 3 月，肯德基调料中发现"苏丹红一号"成分事件；

2005 年 5 月，雀巢奶粉碘含量超标事件；

2006 年 6 月，福寿螺寄生虫事件，确诊病例高达 160 例；

2006 年 9 月，"瘦肉精"事件，给猪喂 10 倍于人体常用量的瘦肉精，让猪神经兴奋，以达到给猪减肥的目的，人吃下这样的猪肉之后，出现了头晕、恶心、手脚颤抖、心跳加快等症状，甚至心脏骤停而昏迷死亡；

2006 年 11 月，一些"红心咸鸭蛋"在北京被检测出致癌物质苏丹红；同月，上海抽检 30 件多宝鱼中抗生素含量超标；

2009 年 1 月 22 日，三鹿"三聚氰胺奶粉"案终审宣判，由于三鹿集团生产婴幼儿配方奶粉受三聚氰胺污染，全国各地陆续收治婴儿泌尿系统结石患者多达 1000 余人；

2010 年 3 月报道，我国目前每年返回餐桌的地沟油高达 200 万 ~300 万吨，医学研究称地沟油中黄曲霉素强烈致癌，毒过砒霜 100 倍；

2011 年的 3·15 晚会，某品牌火腿肠瘦肉精事件曝光，瘦肉精再次进入了公众的视野，由于瘦肉精喂出的猪颜色光亮，加之现代人们都关注身材，习惯吃瘦肉，喂瘦肉精产出的瘦猪肉正好符合当今人们的饮食习惯，所以 10 年间瘦肉精屡禁不止，堂而皇之地登上了大雅之堂，潜伏在了超市的货架上……

而国际社会更将视角转到了关乎人类未来的转基因食品上，有科学团体正在对转基因食品进行深入的研究，可是，更令他们担心的是，在转基因食品严重的不良后果还未充分显露或者可能被西方某些大型跨国企业隐瞒的情况下，转基因作物正在让农民播种的农作物"断子绝孙"，从而不得不年复一年地向他们"买种"耕作。

无怪乎有媒体宣称，人类正生活在食毒时代……

面对着生活中林林种种毒的威胁，人们谈毒色变，避而远之。4月，是菠菜"最新鲜最嫩"的季节，可是中国的菠菜受到了日本核危机的影响，检测出放射性碘131的微量残留，"一次性吃2吨以上这样的菠菜，才相当于一次胸透的辐射量"，也安抚不了人们的恐惧心理，任由一捆捆绿油油的蔬菜价格一降再降，最终很多烂在了菜摊上。

面对毒，我们为何如此恐惧

一提到毒，人们的脑中会冒出另一个字："死"。被毒蛇、毒蝎子咬到了会死，被毒箭、毒刀划伤了会死，吃了毒蘑菇会死，吸入了毒气会死，浸了毒液我们也会死……中毒的惨状常常让我们触目惊心。但是，还有一种不容易被发现的中毒，一如历经无数劫难的拿破仑，最终没有逃开长年累月的铅、铝中毒而慢慢死去。因为这个中毒的过程，几乎让您毫无知觉，而最后走进"温水煮青蛙"的命运。而在今天，人们在享受丰富而刺激的时代的同时，每个人似乎又都在思考如何避免"被慢性中毒"，我们的身体，又可以如何应对这个看不见的"隐形杀手"？

非洲有一种神奇的药水，当地的族长专门配制，秘而不宣，用于审问犯人。犯人只知道这是"神"赐予的审判药水，无罪的人，吃了下去，只会将其吐掉，不会死；而那些有罪的人吃了下去，却会因为中毒而亡。他们不知道的是，这毒药，是非洲毒扁豆秘制而成，毒性最是剧烈，可无罪的人，因为无所畏惧，所以吞得很快，引起人自身强烈的排毒反应，将其全部吐了出来，这是人身体的一种自我保护机制，便不会中毒，反而将身体里原有的积毒都排了出来，神清气爽；反而是那些有罪的人，因为害怕神的审判，慢慢地喝，结果却出现了中毒的症状。族长利用的，便是犯人细微的心理变化而达到惩治坏人的目的。

人其实有很强的排毒机制，有时，会表现为"疾病"的状态，打个比方，皮肤长疮，常常是皮肤在排毒；拉肚子，常常是我们的脾胃在排毒；发热、咳嗽了，常常是藏在我们肚子里的浊毒作怪。如果我们不分青红皂白，将这些所谓的疾病打压回去，抑制了身体的排毒反应，那么，浊毒就堆在了体内，直到有一天，把您逼上了绝路……

我们的"食毒生活"

"神农尝百草，一日而遇七十毒。"神农活到了多大岁数，我们不得而知，但神农定是个解毒高手，否则也不会"发明农具，教民稼穑，制陶纺织，使用火具，以火得王，故为炎帝，世号神农"，没有他的显赫功绩，我们也不可能直至今日仍被称为"炎黄子孙"。

据《帝王世纪》记载，神农"在位百二十年而崩，葬长沙"，看来是有迹可寻，神农也算高寿了。如果任由毒日积月累，他也便活不过拿破仑的年纪（享年52岁），早就中毒而亡了。

由此说明，神农有意食毒，更有志解毒！

一些毒，我们无意之间吃了进去，其实只要管好排毒的通道，也就是我们身上排毒的一些孔窍，便能把毒排出去，与其练就武侠小说里"百毒不侵"的武功，不如学会"排毒一身轻"的秘诀，对于我们老百姓来说，足以一生受用。

问题是，这个排毒领袖是什么？大法是什么？如何识毒？毒在我们身体的哪里？

多余便是毒

从前，我们吃不饱，穿不暖，却很少遇到高血压、糖尿病、肿瘤、癌症这些个问题；现在我们生活好了，吃得好了，这些所谓的富贵病却多了出来。有人说是前世今生做了坏事，命中注定，那是不知命理不懂科学之人的无奈之说；有人说是吃惹的祸，要把吃出来的病吃回去，似乎接近事实的真相，却未抓住其枢机和关键所在，吃了同样的东西，为何这个人得了病，那个人不得病？这进之后还要出，有些人出得好，该排的全都排了出去，可有些人呢，吃五排一，体内有了多余的东西，这多余，便是毒。

陈胜征提出了一个"浊毒"的概念，"浊毒"这个词，比"痰"内容更广泛，可能是痰浊，也可能是菌毒，变化多端。"浊"是什么呢？就是多余的营养，还没有完全被消化透就被人体吸收了进来的蛋白质和脂肪。在体内化作黏滞的痰、肥腻的脂肪、云雾缭绕的湿，结成沙粒或巨大的阻滞……当浊停滞得太久、太多，被体内的火气煎熬成瘀血，甚至被"沤"出蜘蛛、蜈蚣、小飞蝶，就变成了"毒"：发炎、化脓……

"浊毒"影响气和血，包括了两个方面：一个是困扰气机，使肺和皮毛、膀胱及大肠的宣开与清肃功能受挫、降低，使本该清净明朗的天空变得灰蒙蒙的；另一个是影响营液（可理解为营养物质）的输布与转化，使血液的生化与运行失于常态。

身体里的种种多余，会显示在脸上相应的地方，可以是脂肪粒，可以是瘀斑、痘痘和毒疮，甚至可以只是一小块黄晦。像是蒙上了一层灰的颜色，或者它将这种多余伪装了起来，躲藏在后天长出来的痣里面……

您的性格会因为多余而显得多余或不足，多动，焦躁，静不下心，甚至多语、手舞足蹈，显出多余的表现；或者因气血被堵住了，身体活力降低了，变得臃肿而动力不足，少动、懒语而健忘，或者已经出现了一些疾病的表现……也有可能被归类为男人病或者女人病、儿童病；或者关节炎、三高、脏腑病等奇异怪病。而正是潜伏的浊毒与伏湿，它们导致了蕴火，是杀死当代人的两大真凶……

生活中的慢性中"毒"，足以慢慢改变一个人的身体、性格，甚至一个人的命运……

脸庞，是表现体内积毒的定位系统……

排毒 ≠ 泻肚

很多人一想到排毒，就想到了泻肚，其实并不完全相同。排毒，泻法是其中的一种，泻，目的是清除堵在肠道内壁的浊毒，但一定不能伤了小肠和肾的内壁，它们是传说中的膏肓，一个掌管着后天食物中营养物质的吸收与散布，一个掌管着先天的精微物质的散布，如果泻得这里都伤了，即便毒都排了出去，却连膏肓都坏了，人就真的病入膏肓，没得机会治了。

很多女性朋友，减肥用了泻药，伤了小肠内膜，气血生化不出来，出现了厌食、闭经、不孕等症状，还有更多的人，肾衰竭了，患尿毒症了，其实就是泻药伤了肾的内壁。泻药是不可以随便乱吃的。

毒积在体内不同的地方，脸上的表现是不同的，打个比方，胆囊里有了泥沙样的浊毒，左眼皮内角上方会隆起，呈腐黄豆样；眼袋发热，膀胱有了浊毒，其功能处于一种紧张的状态；鼻子发凉，脾和肺遭到浊毒攻击，正气虚弱，功能低下。扁桃体肿癌、结石，一定要让它从口腔破疮排毒；皮肤的疾病，一定不能用抗菌消炎、激素药将其打压下去。排毒各有其道，不能全都一泻了之，必须遵循扶内清理、促外化排、标本兼顾的原则。

看脸识毒，这里边蕴含着相理、命理、中医的原理。更重要的是，这本书还原了古中医面诊的精髓，教给您一双慧眼，让您把脸上的纷扰看个清清楚楚、明明白白、真真切切。

古人就能看脸识毒、排毒

早在秦汉之前，看脸识毒是一门高级技术，秘而不宣，仅掌握在少数的医家手里，一些案例却因为其神奇而不可思议的疗效或结局代代相传。其中，广为流传的要数韩非子的《扁鹊见蔡桓公》，还写入了初中教材，蔡桓公一句"医之好治不病以为功"，使自己成了讳疾忌医的经典案例。扁鹊通过望诊，眼巴巴地看着疾病一步步地从腠理走向肌肤、肠胃，最后深入骨髓，蔡桓公不治而亡，成为了扁鹊六不治的典型之一——骄恣不论于理，一不治也。

扁鹊如何望一眼，就知道蔡桓公有疾在腠理、肌肤、肠胃、骨髓？我们不得而知，其编写的著作，《扁鹊内经》和《扁鹊外经》早已失传，只是在一些典籍里隐约知道扁鹊确实编了这两本书，对后辈少数的著名医家影响甚深。其中，记录在案的，要数扁鹊之后的淳于意了，他看人一眼，便知患者死期，可谓精通占卜和医学的高手，还善于排毒。

淳于意从小热爱医学，曾拜公孙光、公乘阳庆这两位西汉时期的著名医家为师，学习黄帝、扁鹊的脉书、药论等书，精于望、闻、问、切四诊，尤以望诊和切脉著称。

有一次，齐丞相舍人奴入宫，淳于意"望其色，有病气"，"望之杀然黄，察之如死青之兹"，便断定说，这是伤了脾气，到了春天，胸膈的地方会堵塞不通，吃不下也喝不下，到了夏天，会泄血而死。后来，果然到了春天病发，到了四月份，泄血而死。

淳于意，不仅精通望诊，还精通脉象，从脉象可以精确地知道患者疾病的发展过程。有一次，齐侍御史成因为头痛，请来淳于意为其诊治。淳于意"诊其脉"，便出了来，告诉他的家人，此病是饮酒伤了脾胃，入内发了疮肿坏死，已经无法回复了，到了第五天开始浮肿，再过八天吐脓而死。果然只过了十三天，脓发，吐脓而死。

淳于意还善于从前后二便排毒。有一次，他去给齐郎中令循看病，其他医生都以为疾病入了内，用针灸治疗，没有明显效果，经过他的诊断，他认为"涌疝"，气上冲心引起睾丸疼痛，不得大小便引起的，于是调了火齐汤，黄连、黄柏、黄芩、栀子，清泄体内上、中、下三焦的火毒，一饮大小便通，再饮大便量非常多，三饮过后，病就全好了。

后世望诊，只剩枝叶，不见森林

古代望诊，本应在中医四大经典著作之首的《黄帝内经》中有详细的说明书，却因为春秋战国、秦汉三国、魏晋南北朝连年的战乱、朝代的更迭散落民间。《黄帝内经》分为《素问》和《灵枢》两大部，到了唐代，《素问》仅存 8 卷，《灵枢》只剩残本，唐代王冰整理注解此书时，又从其老师手里得到一秘本，补充了"天元纪大论"等 7 篇，仍缺 2 篇。

关于望诊，我们可以在《灵枢·五色》中看到其总纲，后人也根据其描述，制作了一幅望诊全息图，更多的，是后世医家在此基础上的发挥，其中一些经典著作，如《望诊遵经》、《四诊心法要诀》等，将望诊分纲列目，一点点梳理望诊的每个细节，可总让后世立志学医者看得有些云里雾里，个个都陷入了望诊的细节之中，很少再有像扁鹊一样一眼望去，"君有疾在腠理，不治将恐深"的豪言壮语，是什么阻挡了现代人望而知病、看脸识毒的可能？

医巫分家，一个成了迷信，一个迈上了医学专业

古代的巫医，是一个双重身份者，既能交鬼神，又行医开药，可是社会化的大生产必然导致专业化的分工，这是自从有文字记录以来，历史无法阻挡的大趋势。

古代的医巫技术，掌握在少数人的手里，拥有医巫技术的人，便在部落中拥有了至高无上的权利和地位。至于医，是从巫派生出来的，《说文》中说"古者巫彭初作医"，"彭"无疑是"医"这一行业的祖师爷了，只是"医"的地位远不及"巫"高。

那么何时医巫分了家呢？我们不得而知，只知道春秋末期，"巫"和"医"已经开始分化，医家开始摒弃占卜和问卦等技术，"医师究人之血脉、经络、骨髓、阴阳、表里，察天五运，并时六气，……以探五病，决死生之分"（《周礼》），而殷墟甲骨文里所叙述的殷周时期的巫医治病，从形式上看，更倾向于利用巫术，造成一种巫术气氛，对患者的心理给予安慰及精神支持。

宋太医局专业课程设置一览表

课程科别	科目	公共课	专业必修课
方脉课	大方脉 小方脉 风　科 产　科	《素问》 《难经》 《诸病源候论》 《嘉祐补注本草》 《千金要方》	《脉经》 《伤寒论》
针科	针　灸 口齿、咽喉、眼、耳		《针灸甲乙经》 《龙木论》
疡科	疮　肿 折　伤 金　疮 书　禁		《针灸甲乙经》 《千金翼方》

注：宋代重视医药人才的培养，设太医局，设提举（校长）1人，判局（副校长）2人，每科设教授1人，学生春季招考300人，每月1次私试，每年1次公考。学生分三个等级，上舍、内舍和外舍，实行末位淘汰、优势晋级制，严格把关学生的教学质量。

医和巫，渐渐走向了两个完全不同的发展道路，经过一代代的传承，巫越来越执着于技术，渐渐失去了对人体的全方位把握，成了迷信；而另一个却执着于人体，专业越分越细，经过了几十年几百年甚至上千年的发展，越来越多人进入到专科的学习，很少有人再能把握其全貌，医学也走上了专业化发展的道路。

不信鬼神信命理的韩愈

"唐宋八大家"之首的韩愈，这位老爷子一生从不喜神鬼之说。有一次，唐宪宗派遣使者迎佛骨入皇宫，韩愈上疏谏止，希望皇上将佛骨投入水火之中，"断天下之疑，绝后代之惑"，结果惹恼了皇上，被贬潮州。

但是，他在朝为官之时，却深信五行之术，在《殿中侍御史李君墓志铭》中提及一名同朝为官的李虚中，言辞之间，充满了赞扬之意。这位李虚中，便是命理学的鼻祖，他"学无所不通，最深于五行书，以人之始生年月日所直日辰干支，相生胜衰死王相，斟酌推人寿夭贵贱利不利，辄先处其年时，百不失一二"。

命理之术，之所以受到韩老爷子的推崇，有一个很大的原因是"百不失一二"，98%~99%的预测能力，不得不令韩愈折服。在统计学界，如果说哪一个方程能够达到98%~99%的预测能力，这一定会让统计学家们眼前一亮，就好比告诉您今天投入多少钱，明天会收入多少钱一样。当然，方程的建立往往没有那么简单，统计学家们会把所有影响收入的因素都输入到这个方程之中，求出一个预测值。这些，在过去，一定会被说是迷信，可是，现在统计学家告诉您，这是可能的，您相信吗？如果韩老爷子说五行命理学的预测能力能达到98%~99%，您相信吗？

爱因斯坦说，时间、长度、质量只是个假象，因为它们之间会相互转化。打个比方，如果说您站在草地上，看一匹正在静静吃草的马，和这匹马在大草原上飞奔起来的时候不一样了，您相信吗？如果您是牛顿，那您一定会说，不可能。可是在爱因斯坦的眼里，它们是不同的。因为速度越快，时间会变慢，长度会收缩，物体的质量也会变大，那匹马，已经和您之前看到的那匹不同了。

时间和您看到的那匹马，本是一个东西，时间和物质是相互关联的，物质与物质之间也是相互关联的，从理论上说，您可以根据现在物质的组成状况，去推断它下一秒、下一分钟、下一个小时，甚至明年、后年的变化，就好像一张全息照片，不管它多么残缺，都可以通过某一碎片的纹理，还原出整张照片的轮廓，甚至是每一个细节。这也是我们古人能够望而知病、看脸识毒的根本原理所在。

附图

P9
脸上的三停分区

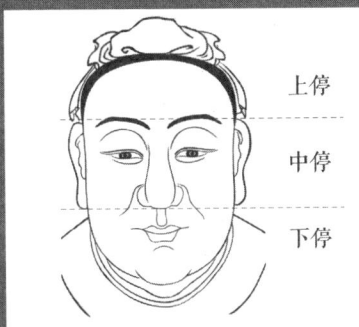

上停

中停

下停

P13
脸上五岳

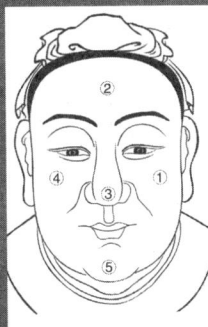

①左颧——东岳泰山
②额头——南岳衡山
③鼻子——中岳嵩山
④右颧——西岳华山
⑤下巴——北岳恒山

P78
陈胜征手绘舌体划分图

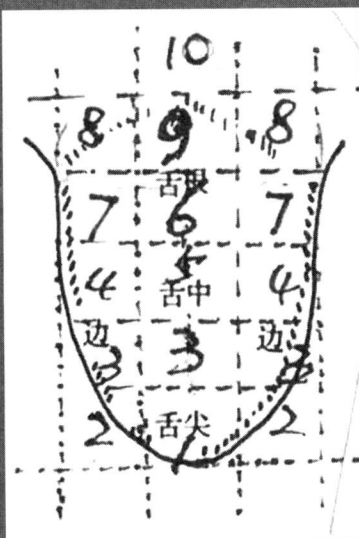

舌象歌：
一对心肺与肛门，二对胸肺及项肩；
三四位上连肝脾，中焦居五胆胃对；
六对脐腹及腰椎，腰肾居七连肝脾；
八对睾卵生殖器，九十下焦及会阴。

P25
腮颏对应下焦

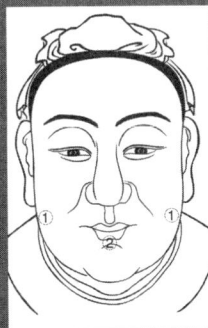

①腮
②颏

P43
鼻对应肝、脾

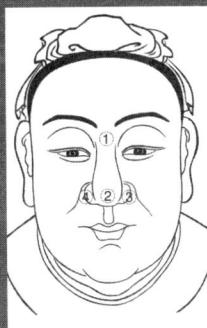

①山根——肝脾
②准头——脾、小肠
③④鼻翼——肺、大肠

★ "中医人沙龙"系列图书

启动"中医民间行动",以专号形式连续出版的文化读物。中医文化传播人田原女士寻访民间中医人现场的真实记录。民间中医首次集体发声,来自乡野的中医智慧和现世关怀。

本系列图书旨在挖掘、展现民间中医人在中医思想、理论和方法上的独特建树,展示当下中医民间文化生态。为解决国人的身心问题提供了一个客观、多元化的视角,从而实现对中医的再发现和再认识。

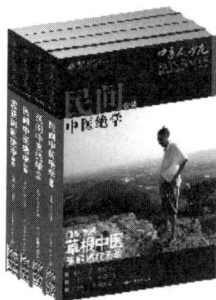

★ "民间中医·临床实战集萃"系列图书

本着挖掘民间中医之宝藏、整理并保留民间中医临床实战之精华为宗旨,将其医案、医理、用药经验等结集出版,以助于大众对中医和生命的新理解,唤起人们对源远流长的中华医易文化的重视。

《陈胜征治疗疑难重症经验专辑一:医案实录》从民间中医陈胜征临床40年的30万份病案手稿中,精选186例医案。通过数诊记录,将病人的病况、辨证、用药及康复过程中诸多细节描述得丝丝入扣。其中,"病况"的辨证过程尤为独到,一一解析望诊、温差触诊等收集的信息,抽丝剥茧。

《陈胜征治疗疑难重症经验专辑二:临床辨证实录》是民间中医陈胜征40年临床经验总结,其用"病况"来确定病、证,是一个严丝合缝的过程,比较于当下中医诊断流于一般化、主要症状化的做法,是更为原生态的中医"辨证"方法。

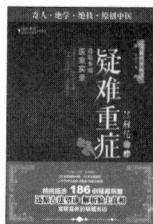

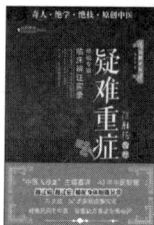

★ 子宫好女人才好:百年女科养女人(田原 著)

妇科病不是无故发生,这一切的秘密都在女人的子宫。

道虎壁,平遥的一个地名,因为善治妇科出了名。在晋中地区,只要一说去"道虎壁"看病,几乎人人都知道是去看王氏女科。道虎壁王氏女科自第一代创立后,已行医八百余年,其间自第八代传人起,更兼秉承和继承了傅青主女科的精华,专治妇人胎前产后、崩漏带下、月经不调、久婚不育等病症。作者田原寻访到王氏中医第28代传人,他们首次公开祖传绝技,全方位解析妇科病始末。

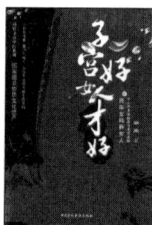

★ 揭开皮肤"病"的真相(田原 著)

不健康的皮肤=不健康的身体

本书作者田原与明清御医之后刘辉共同探讨了皮肤病的由来,重点以湿疹、青春痘、荨麻疹、银屑病(牛皮癣)、白癜风和带状疱疹为例,深入探究各类皮肤病的发病原因、疾病的发展历程、相应的治疗原则及方法,揭开了"不健康的皮肤=不健康的身体"的真相。

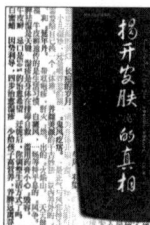